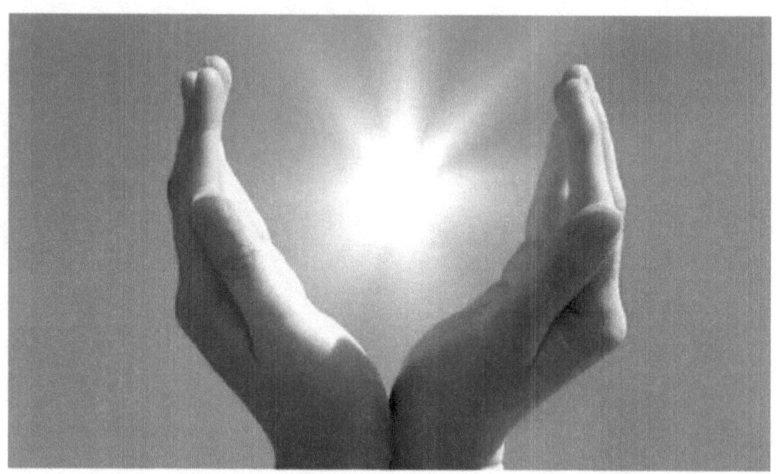

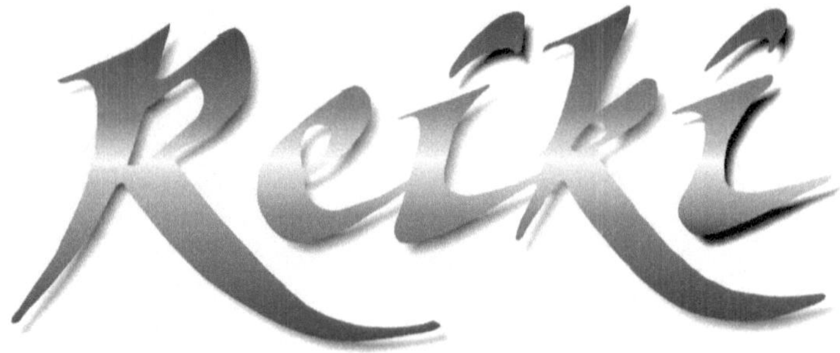

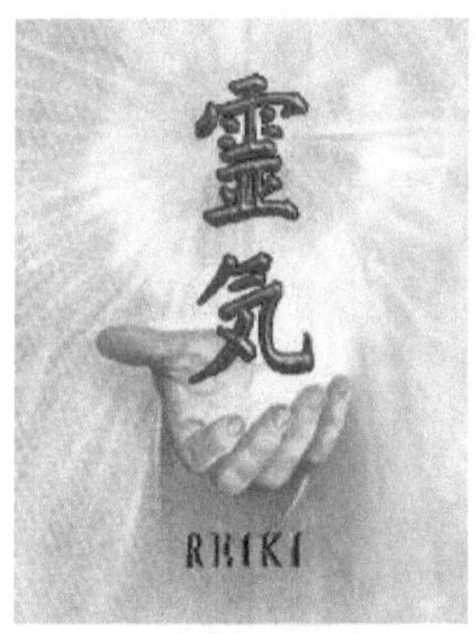

El Poder Curativo del Reiki

Sistema de Sanación Energética y Natural para la Salud Física, Mental y Espiritual

Natalia Ramírez

M ed. Health Education. Master Reiki

www.creandoalas.wordpress.com

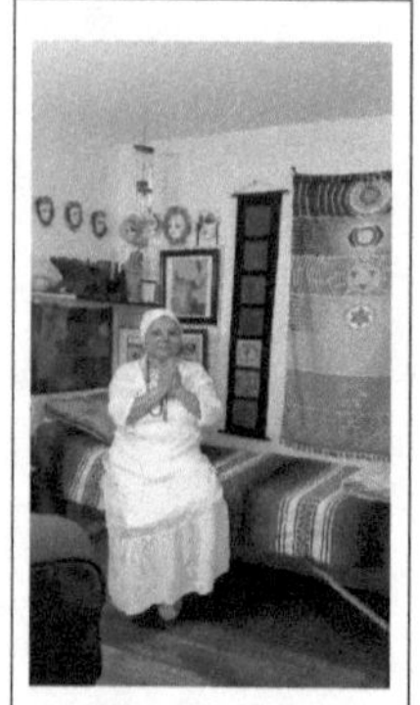

Natalia Ramírez (Nara) ha trabajado como Terapeuta Holística por 20 años, especializándose en diferentes Terapias Alternativas como la Arteterapia, Cromoterapia y Cristaloterapia, entre otras. Cuenta con un Certificado de Coach de Vida.

Tiene una Licenciatura en Artes y Letras de la UH. Es Pintora, Escritora. Master y Profesora de Reiki desde el 2000 y Master en Health Education con un Major en Guía y Consejería, en la Turabo University de Tampa Bay.

Su filosofía está basada en ayudar a las personas en su desarrollo y crecimiento personal, a través de una Terapia Holística, que realiza en sus sesiones individuales, o en Círculos de Sanación, utilizando diferentes Técnicas Bioenergéticas, a través de su proyecto Creando Alas , que tiene como misión ayudarle a mejorar su salud física, mental y espiritual.

En sus sesiones, evalúa el perfil energético del ser, y realiza sus seiones a traves de tecnicas, tan potentes como el Reiki, La Gemoterapia, El Desbloqueo de Chakras o Centros Energéticos, el manejo del Péndulo, Limpieza del Aura, Meditación, Musicoterapia, Visualización, Afirmaciones, Mantras y Limpiezas Energeticas, entre otras, que combinadas con el Coaching, ayudan al ser en su Desarrollo y Crecimiento personal, realizando un tratamiento según los requerimientos de cada persona

Nuestras Terapias afirma Natalia, le ayudan en diferentes estados emocionales como la ansiedad, depresión o el stress, pero también le ayudan a elevar su autoestima y su energía positiva.

En las Terapias Holísticas se trabaja en conjunto terapeuta y receptor. Son técnicas profundas, efectivas, relajantes, liberadoras, y el resultado se comprueba con el propio testimonio de la persona al terminar cada sesión.

 Su misión como Terapeuta es descubrir y solucionar los conflictos y problemas que afectan a su cliente y llevarlos a un estado de armonía, equilibrio y salud. Natalia Ramíre, ha escrito libros sobre su experiencia como Maestra de Reiki, La Arteterapia, Las Artes Plasticas y en este momento se encuentra escribiendo su proximo libro sobre los beneficios de algunas Terapias Energeticas.

Pueden visitar su página web en www.creandoalas.wordpress.com. Para consultas o comentarios pueden escribir al email creandoalas.com@gmail.com y en Fb en su pagina @creandoalasreiki

INDICE

Agradecimientos

Mi mayor agradecimiento, a mi maestro, mi Dios. Mi Ser Superior, por siempre tener una luz en mi camino, a mis guías espirituales por ser mis ángeles guardianes y a mi Hija, que es mi Faro de vida.

Namaste

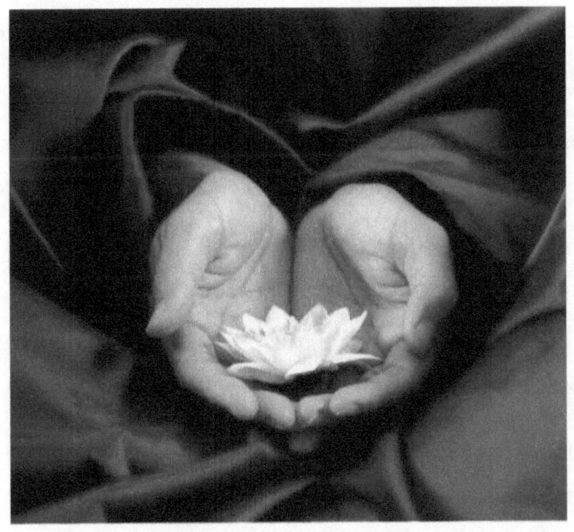

Introducción

Como todo en la vida, las cosas llegan cuando tienen que llegar, cuando el Reiki llego a mí, presentí que iba a cambiar mi vida. Fue en una soleada mañana hace 13 años. Una compañera en la Galería de Arte donde trabajaba nos comenta que había conocido a dos personas que habían venido al país a asistir a un evento y que practicaban Reiki.

Estos estaban dispuestos a iniciarnos en esta técnica terapéutica. Inmediatamente mis compañeras y yo, como si hubiéramos ensayado un coro casi al unísono, ¿preguntamos Y que es Reiki? La mensajera de la noticia tampoco supo darnos una explicación; pero algo se movió en mí y me lleno de curiosidad. Intuí que era algo que había llegado a mi camino y debía abrirme a él.

Días después nos iniciamos 5 mujeres en esta maravillosa práctica. Fueron tres días de pura emoción al descubrir algo extraordinario que cambio nuestro destino. Yo en ese tiempo estaba muy deprimida.

Transitaba por eventos muy fuertes; la separación de mi pareja, el tener que enfrentar la vida sola con una niña pequeña, en mi país Cuba donde, como muchos saben, existen fuertes problemas económicos.

Pero gracias al Reiki pude resistir. A partir de ese momento su filosofía quedo integrada a mi mundo. Siempre he sido una lectora y estudiosa de temas relacionados con las Terapias Alternativas y el mundo de la Autoayuda, había leído a Louise Hay, Anthony Robbins, Warner, Camilo Cruz y otros en los que me apoyaba en los momentos donde afloraba las crisis emocionales y existenciales.

El Reiki vino a reforzar más mi creencia en estos temas. Ya iniciada en el nivel uno y dos, seguí practicando y ofreciendo tratamientos, muchas veces gratis a mi familia y amigos y unos pocos años después obtuve la maestría.

Hoy 13 años después sigo practicando Reiki con más fuerza y fe que nunca. Muchos amigos me han pedido que cuente mi historia y comparta mis conocimientos y experiencias de la práctica Reiki; y es por ellos y por lectores como tú que he escrito este libro. Como a mí me ayudó también te puede ayudar a ti.

Levanta tu autoestima, valórate, tú eres una gran persona, quererte y amarte debe ser lo principal para ti; los problemas que has tenido o tienes se pueden resolver, tú puedes vencer esos miedos que te atan y no te dejan tener paz.

Busca en ti y encontrarás esa paz interior que tanto deseas en tu camino. El Reiki te ayudara a sanar tus heridas y adentrarte en un camino lleno de luz y amor. Yo encontré esa luz y espero que también la encuentres tú.

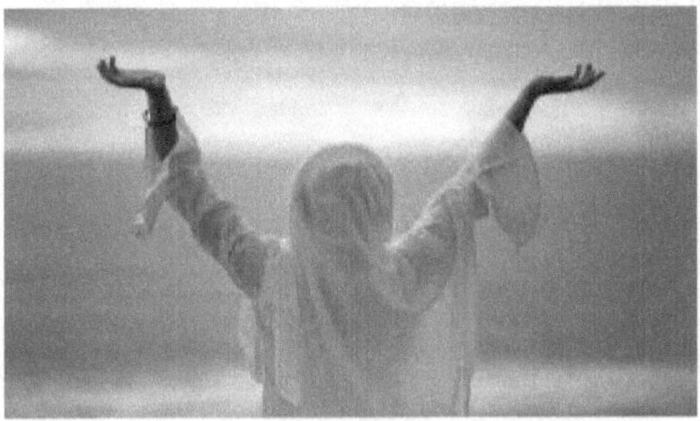

Capítulo 1. Reiki. Concepto. Significado. Beneficios

El Reiki es un método de sanación natural mediante la canalización de la energía, a través de las manos. El Reiki se traduce como ondas energéticas que se transmiten parecidas a las ondas de radio. El Reiki es una filosofía de origen oriental; siendo su principal misión, la de sanar dolencias espirituales, físicas y mentales.

El Reiki tiene como principal propósito obtener el equilibrio bioenergetico de nuestro organismo mediante la conducción de la energía universal a través de la imposición de nuestras manos en diferentes puntos del cuerpo los que permitirán el logro de este fin.

El Reiki es emisor universal y por tanto beneficia a todo ser viviente que lo reciba. Puede penetrar en todo material. No es electricidad ni rayos X. Es un tratamiento práctico y seguro.

Es un método muy efectivo con el cual podremos obtener nuestro equilibrio mental, físico y espiritual. Dios nos brindó un cuerpo y nuestras manos para que las utilicemos de manera que podamos ayudar a nuestros semejantes y obtener una vida plena, feliz y armónica.

Con Reiki podremos vivir en iluminación, estar sanos y en armonía con nosotros mismos y con los que nos rodean.

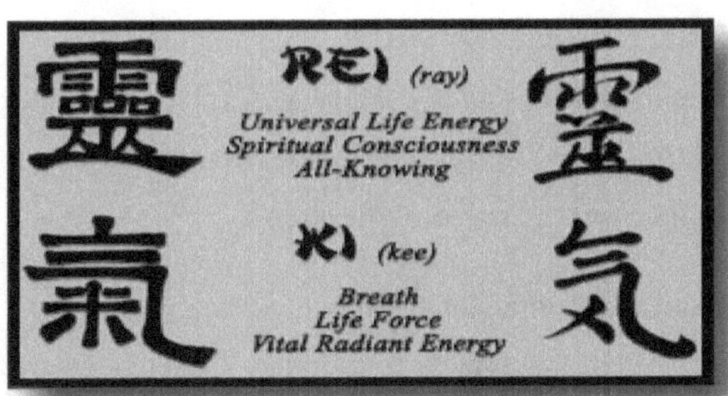

Significado de la palabra Reiki

El Reiki es un arte para la curación.

Etimológicamente Reiki es una palabra de origen japonés, cuyo significado es Energía Universal.

Rei significa energía universal y Ki fuerza vital

La energía o fuerza vital es lo que posibilita la vida en nuestro universo. Esta fuerza vital puede ser conducida y manejada por nuestra mente Esto significa que estas dos palabras unidas permiten la reconducción de la energía vital del universo con nuestra mente y espíritu.

Para los Orientales, las enfermedades se originan por disfunciones y bloqueos de nuestros centros energéticos. Nuestros sentimientos negativos, miedos, temores entorpecen y bloquean el flujo natural de nuestra energía vital y por tanto propician la llegada de diversas enfermedades.

El Reiki posibilita la reconducción de la energía hacia su cauce natural y así curar o aliviar las enfermedades tanto del cuerpo como de la mente y el espíritu; logrando un equilibrio energético que eleva, potencia y multiplica nuestro desarrollo personal, así como nuestro crecimiento espiritual.

El Reiki permite la estimulación y reactivación de nuestros centros energéticos (Chakra) y el Aura. Al encauzar nuestras energías podremos ayudar a otras personas a obtener su realización personal en este sentido. Además de que se convierte en un camino de evolución personal hacia la armonía con las fuerzas del universo.

Es mediante este emprendimiento que nuestro camino estará enfocado en lograr nuestra libertad y encontrar el verdadero sendero hacia nuestra paz espiritual. En este camino estaremos preparados para encontrar nuestra paz espiritual, conocernos a nosotros mismos, obtener la seguridad interna que necesitamos para rechazar todo sentimiento y estado negativo.

También estaremos preparados para desarrollar aún más nuestra personalidad, alejar las presiones diarias que nos impone la vida, tener mejores relaciones sociales, eliminar temores, miedos, ansiedad, stress, tensiones y adoptar una actitud de alegría, paz y bienestar con nosotros mismos y con nuestros semejantes.

Cuando practicamos Reiki, se estimula nuestro metabolismo a funcionar de manera natural, eliminando todo estado negativo en nuestro ser. Así dejamos que nuestro ser interior esté dispuesto a dejar marchar las enfermedades y estados negativos y cargarnos de vitalidad.

El Reiki nos permite entrar en una dimensión armónica con el ritmo cósmico, proyectando una nueva imagen positiva de nuestro ser interior, lo cual permite que nuestra vida sea positiva y alcance un nivel alto de conciencia de nuestra libertad estimulando nuestro crecimiento espiritual y por tanto desarrollar nuestra confianza en sí mismos y llenar nuestra vida de paz, amor y prosperidad.

Cada uno de nosotros puede ejercer el acto de hacer Reiki; cada persona tiene puede tener acceso al tratamiento Reiki, a través de una iniciación o sintonización. En el proceso de la la sintonización, los centros energéticos o Chakras o canales de energía son abiertos y equilibrados.

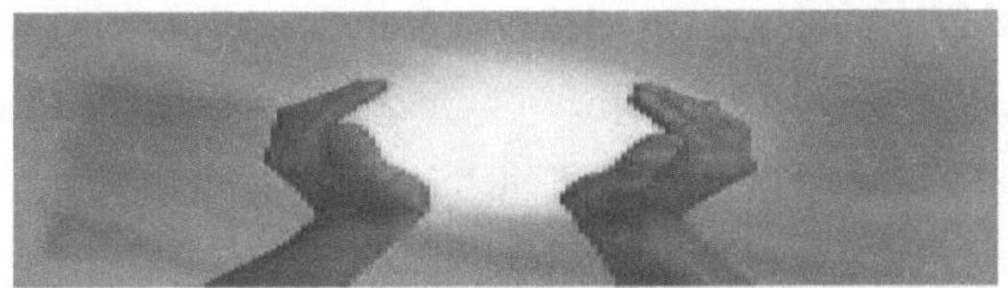

A partir de ese momento Ud. tiene acceso a la Energía Universal y está en capacidad de canalizarla a través de sus manos. El Reiki es una disciplina que nos ayuda a eliminar o reducir diferentes síntomas y enfermedades de origen emocional o físico.

Beneficios de la Sanación Reiki

Los beneficios de la sanación Reiki son ilimitados y efectivos siempre y cuando la persona a sanar este abierto al tratamiento y tenga plena conciencia de su curación. Son muchas los beneficios que nos brinda el tratamiento Reiki. Entre ellas podemos mencionar:

El Reiki desbloquea y equilibra los centros energéticos o llamados Chakras, tiene efectos desintoxicantes, Estimula la energía vital con resultados curativos, libera las energías bloqueadas por depresión, stress, miedos, temores y angustias, entre otras. Aumenta la frecuencia vibratoria del cuerpo.

Al desbloquear las energías vitales de la persona se potencia la eliminación de toxinas en el organismo, produciendo la relajación profunda del paciente. El tratamiento Reiki permite potenciar los procesos dinámicos del organismo, lo cual ejerce la acumulación y utilización de mayor energía vital,

Produce la disminución de los efectos causados por cansancio o somnolencia y estimulación del estado anímico, reduce el ritmo cardíaco, proporcionando serenidad y sosiego de nuestras inquietudes y preocupaciones.

Libera emociones reprimidas y bloqueos energéticos, estimulando y fortaleciendo el sistema inmunológico, lo cual es muy beneficioso en casos de pacientes con enfermedades terminales como el SIDA.

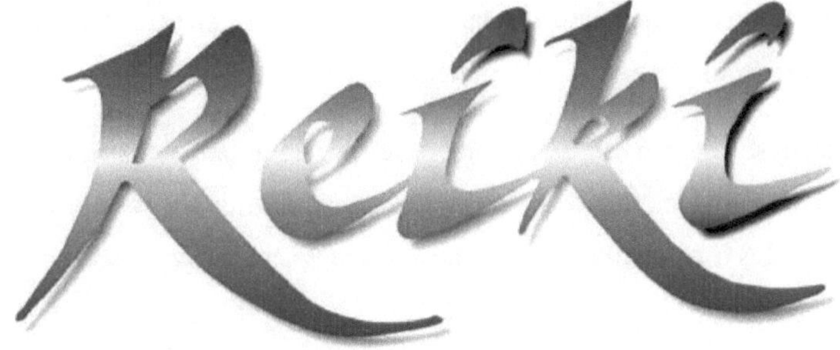

En casos de cáncer, alivia y mitiga los dolores provocados por la enfermedad, ayuda en los procesos de recuperación emocional, potenciando el crecimiento personal y desarrollo espiritual, aumentando el nivel de nuestra imaginación, creatividad y habilidad

Acelera los procesos de cicatrización del cuerpo, potencia la confianza y autoestima, alivia dolores de cabeza catarros, fatigas, quemaduras, dolores corporales, inflamaciones, o enfermedades terminales o patológicas, permite una recuperación posoperatoria más rápida y menos dolorosas, así como de otros tipos de enfermedades, dolencias o torceduras, huesos rotos, cicatrizaciones, entre otros.

Mejora el proceso de desintoxicación de sustancias adictivas, o adicciones al alcohol, o al cigarro, permite la eliminación de energías negativas en las personas, lugares y objetos, limpia, armoniza ambientes: casas, locales, lugares de trabajo y oficinas.

Se usa como complemento a tratamientos convencionales de quimioterapia y radiación, incrementa los niveles energéticos del paciente.

El efecto se nota a partir de la primera sesión. En tratamientos con quimioterapia o radiación, elimina los vómitos y nauseas que son los efectos secundarios de los tratamientos y mantiene al paciente con fuerzas para soportar las sesiones.

Al iniciarnos en el autotratamiento Reiki, la energía sanadora, comienza a depurar y limpiar nuestro organismo, a fin de desintoxicar el mismo; eliminando efectos nocivos y toxinas.

Como consecuencia veremos que sentiremos más necesidad de ir al baño, tendremos más deseo de orinar, sentiremos que sudamos más, nos provocara efectos de tos, vómitos, etc

Sera normal si contraemos gripe, catarro. Tos; sentiremos necesidad de dormir un poco más de lo habitual, o por el contrario nos puede provocar estados de vigilia.

Con el trabajo de depuración de la energía Reiki, se despierta el Chakra Ajna, potenciando nuestra intuición, y la solución a muchas dudas y respuestas dormidas que pueden sernos reveladas a través de los sueños.

La energía Reiki trabaja de manera consciente en nosotros, y poco a poco va eliminando los bloqueos de cada uno de los Chakras.

Al iniciar el autotratamiento Reiki, Ud. sentirá estos efectos de la depuración holística por un periodo de 21 días. En este tiempo el organismo experimentara sensaciones extrañas, pero no es nada más que la expulsión de aquello que no necesitamos o resulta negativos, tanto a nivel físico, como emocional y espiritual.

En el primer nivel de Reiki la depuración afectara más al nivel físico. Esta se puede manifestar de distintas maneras como: catarro, resfriado, tos, diarreas, deseos de vomitar, dolores musculares, fiebre, dolor de cabeza, dolor de garganta, mucosidad, estreñimiento, entre otros síntomas.

Se recomienda que en los 21 días ayudes a la depuración, realizando una especie de dieta sana con mucho líquido, beber mucha agua, tomar sopas o alimentos como frutas o vegetales. Sentirá que su cuerpo aceptara y/o rechazará algunos alimentos; no se forcé a comer por comer; si rechaza algún alimento no lo coma.

Cada persona puede sentir los efectos de una manera diferente; recuerden que cada organismo es distinto. Así que no se debe esperar que le sucedan exactamente los mismos efectos que decimos aquí.

Sienta lo que sienta será en su beneficio y no debe tener temor ni asustarse ya que esto es normal y no atenta en su contra, al contrario, representa la purificación del cuerpo físico, a través de la liberación de las toxinas, la orina y las heces.

Ante todo, debes pensar que te encuentras en un proceso de eliminación de toda una serie de toxinas que has acumulado por años, es por esto por lo que no debes asustarte; no obstante, si lo consideras necesario, puedes ver a tu médico, pero evita tomar medicamentos en exceso; si es posible elimina cualquier medicamento innecesario durante esta temporada.

Si te es posible puedes sustituir la medicina tradicional por medicina natural, que te será más beneficioso en estos casos. Comprende que este proceso terminara y poco a poco irán desapareciendo todos estos síntomas. También durante este periodo se produce una depuración emocional.

En este caso podrás sentir que algunas emociones puede que afloren sin explicación aparente; estados de llanto, dolor, ira, recogimiento, nostalgia, temor, frustración, miedo, tristeza, entre otros. Emociones que han sido reprimidas en tu vida o de vidas pasadas, son liberadas de las profundidades de su estado físico desde el nivel celular del cuerpo y la mente.

No temas experimentarlas y dejar que fluyan. Para disminuir o aliviar estos efectos, coloca tu mano derecha en la frente y el otro por encima de tu ombligo. Visualiza la luz blanca o dorada y brillante que llega a tu Chakra corona, y cubre tu cuerpo, luego exhala con fuerza con el sonido Ho. Puedes meditar algunos minutos hasta que el malestar haya pasado y te sientas despejado, tranquilo y relajado.

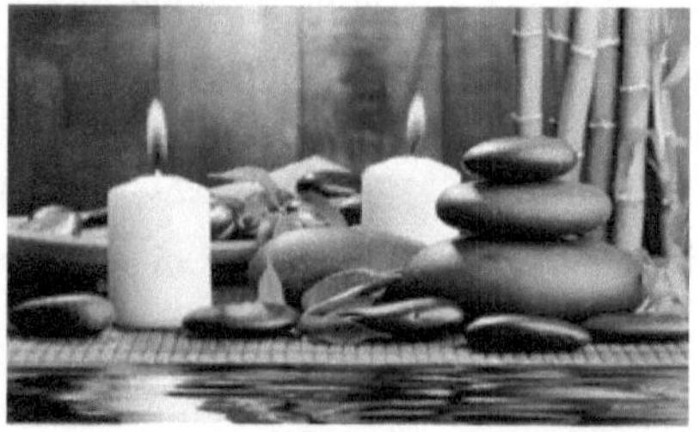

Capítulo 2. Historia del Reiki

La Historia del Reiki, se ha venido transmitiendo por años de forma oral, de profesor a alumno. La historia cuenta que el fundador del Reiki como método de sanación natural Dr. Mikao Usui, a finales del siglo XIX era un ministro cristiano y presidente de una pequeña universidad cristiana en Kyoto, Japón, llamada Universidad Doshisba.

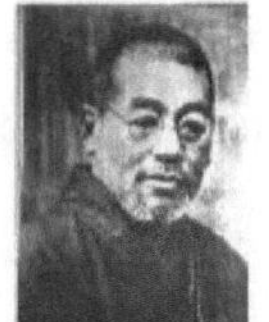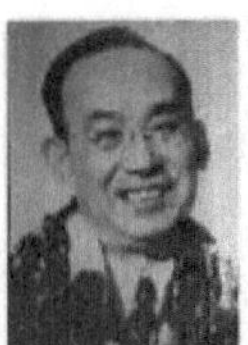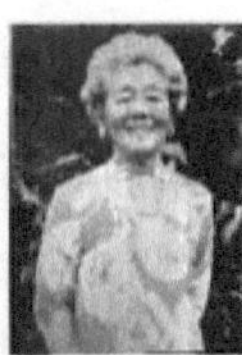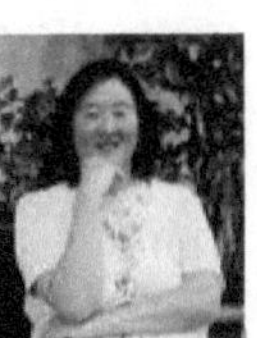

Dr. Mikao Usui   Dr. Chujiri Hayashi   Mrs. Hawayo Takata   Phyllis Lei Purumoto

En una de sus clases un estudiante a punto de graduarse, le cambiaría su enfoque de la vida; este le preguntó si el (Dr. Usui)) aceptaba el contenido de la Biblia en su totalidad. El Dr. Usui le contestó afirmativamente y el alumno le expreso:

"En la Biblia se dice que Jesús curaba a los enfermos, ¿que él sanaba y que camino sobre las aguas" Usted acepta eso tal como está escrito? ¿Ha visto que suceda esto realmente?

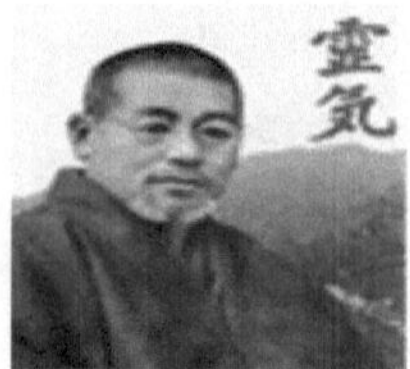

El Dr. Usui le contestó que el sí lo creía pero que nunca lo   había visto. El estudiante continuó diciendo que para el Dr. Usui este tipo de fe ciega le bastaba porque había vivido su vida y estaba seguro, pero para ellos que estaban empezando a vivir tenían que despejar muchas dudas e inquietudes necesitaban ver con sus propios ojos.

Este debate motivó tanto al Dr. Usui, que al otro día renunció a su puesto como presidente de la Universidad y se fue a los Estados Unidos, a la Universidad de Chicago donde se doctoró en Segundas Escrituras, en su intento por descubrir como Jesús y sus discípulos sanaban a los enfermos…pero no encontró lo que buscaba.

Al saber que la tradición budista sostiene que Buda tenía el poder de curar, decidió volver a Japón y ver lo que podía aprender del budismo. A su retorno, el Dr. Usui comenzó a visitar monasterios budistas buscando a alguien que tuviera interés y conocimiento sobre como curar el cuerpo físico.

Siempre recibía la misma respuesta: **"Estamos muy ocupados en curar el espíritu para preocuparnos de cómo sanar el cuerpo "**. Un día encontró a un anciano abad en un monasterio Zen que estaba interesado en cómo recuperar la salud corporal. El Dr. Usui solicitó ser admitido al monasterio para así poder estudiar las escrituras budistas, los sutras en busca de la clave para la curación.

Estudió la traducción japonesa de las escrituras budistas, pero tampoco encontraba la explicación que buscaba. Aprendió chino para poder utilizar una variedad más amplia de escritos budistas, pero aun sin éxito.

Entonces decidió aprender sanscrito, la antigua lengua para poder leer los textos budistas originales y tener acceso a los que nunca se habían traducido en otras lenguas.

Finalmente encontró lo que tanto había buscado. En las enseñanzas de Buda, que han llegado a nosotros gracias a un discípulo que las ponía por escrito mientras Buda hablaba, el Dr. Usui encontró la formula, los símbolos y la descripción de cómo curaba Buda.

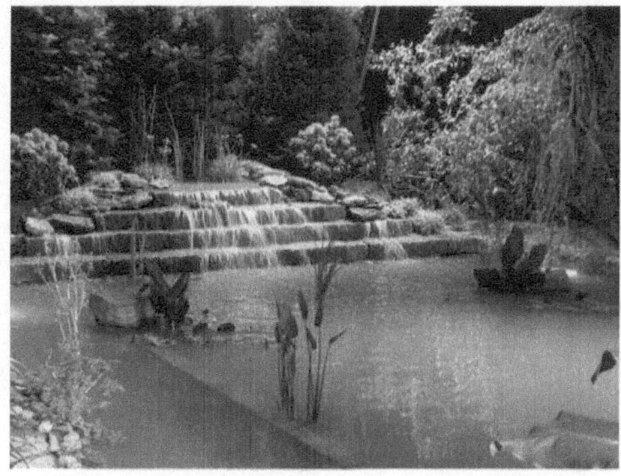

Fue así como al final de siete años de búsqueda el Dr. Usui encontró lo que buscaba; pero aun no del todo. Aunque había descubierto el conocimiento no tenía el poder de curar. Habiendo comentado este hallazgo con su viejo amigo abad, decidió irse a una montaña a meditar sobre todo lo que había aprendido y encontrar cual era el verdadero poder de curación.

El Abad le dijo que podía ser peligroso, que podía perder la vida, pero el Dr. Usui le dijo que el continuaría su búsqueda y no se detendría; ya había llegado muy lejos y debía seguir su meta.

El Dr. Usui subió a una montaña sagrada del Japón y meditó durante 21 días. El primer día puso 21 piedritas delante de él y cada día las iba lanzando lejos una a una.

El día numero 21 observó que un rayo de luz venia de los cielos y apuntaba hacia él. Aunque sintió temor no se movió y el rayo lo golpeó, tirándolo al suelo desmayado. Fue entonces que empezó a ver en una sucesión rápidas de imágenes los diferentes símbolos que había descubierto en sus estudios, la clave de las curaciones de Buda y de Jesús.

Los símbolos quedaron grabados en su memoria. Cuando salió del trance, ya no estaba agotado ni tenso ni hambriento como se sentía momentos antes, en su último día de meditación. Comenzó su descenso de la montaña. En el camino se tropezó y se arrancó la uña del dedo gordo del pie. Salto del dolor y se agarró el dedo con la mano.

En pocos minutos desapareció el dolor dejo de sangrar el dedo y ya estaba empezando a curarse. Al bajar de la montaña se detuvo en una posada y pidió un desayuno.

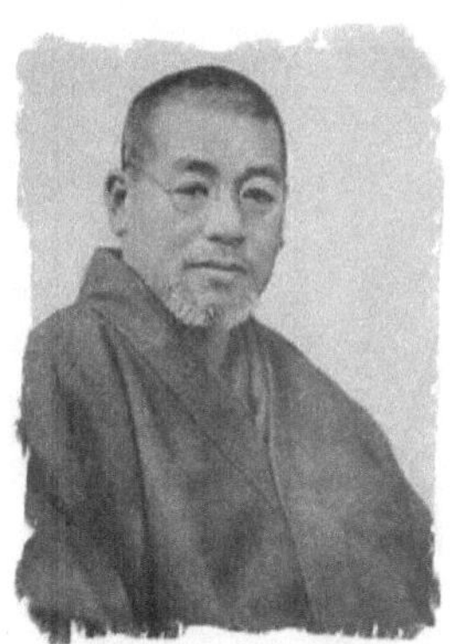

El anciano de la posada, al ver su barba crecida y el estado de sus ropas se dio cuenta que llevaba muchos días en ayunas por lo que le dijo que le prepararía algo de comer y mientras él podía esperar sentado en un árbol afuera.

Al rato salió la hija del anciano con el desayuno, pero el Dr. Usui se percata de que esta tenía los ojos hinchados de llorar. Le preguntó porque lloraba y esta le dijo que hacía tres días tenía un terrible dolor de muelas por lo que el Dr. Usui le preguntó si podía poner sus manos en su mejilla, ella asintió y tras colocar sus manos en la cara de la mujer a los pocos minutos desapareció el dolor y la hinchazón comenzó a bajar.

Al regresar al monasterio le dijeron que su amigo el abad estaba con un fuerte ataque de artritis. El Dr. Usui luego de bañarse y comer algo fue a ver a su amigo y alivio también su dolor con sus manos curativas. Durante los próximos siete años el Dr. Usui trabajó curando enfermos en un campamento de mendigos en el Japón.

A los que eran jóvenes y fuertes les dijo que buscaran trabajo; pero al cabo de siete años observó que estos jóvenes regresaban al campamento en las mismas condiciones que los había encontrado la primera vez.

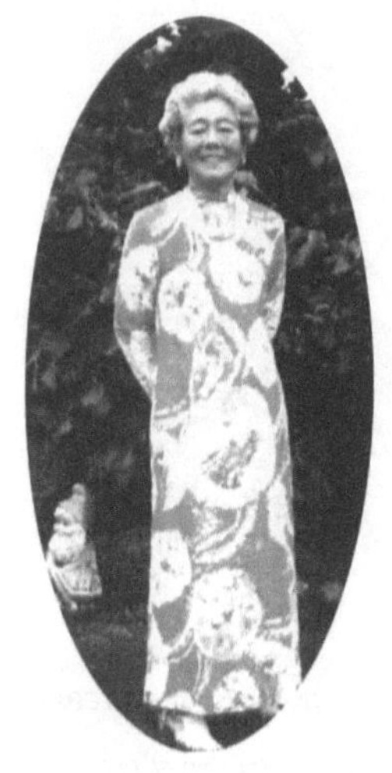

Este les pregunto porque volvían otra vez al campamento y estos le respondieron que porque preferían su antigua vida. El Dr. Usui se percató que había curado el cuerpo físico librándolos de los síntomas pero que no les había enseñado a valorar la vida ni encontrar una nueva forma de vivir.

Abandonó el campamento y empezó a enseñar a otros que tuvieran ganas de aprender. Les mostró como curarse ellos mismos y les entregó los principios del Reiki, para ayudarlos a curar sus ideas y pensamientos.

Uno de los alumnos, Chujiro Hayashi, un oficial de la marina retirado estaba buscando una forma de servir a los demás. Encontró al Dr. Usui, que lo inició, comprometiéndolo profundamente con la práctica del Reiki.

Cuando la vida del Dr. Usui estaba llegando a su término reconoció al Dr. Hayashi como Maestro Reiki encargándole mantener el legado de las enseñanzas del Reiki.

El Dr. Hayashi no solamente se dio a la tarea de conservar el método y la historia del Reiki; sino que fundó una clínica en Tokio donde la gente podía ir a recibir tratamiento y aprender sobre el Reiki.

Había un grupo de practicantes que iban a las casas de aquellas personas que no podían ir a la clínica. El Dr. Hayashi dejó historias médicas en las que demostró que el Reiki encuentra el origen en los síntomas físicos, suple las carencias de vibración o energía, restableciendo la integridad del cuerpo.

En el año 1935 una mujer joven fue llevada a la clínica. Esta mujer llamada Hawayo Takata había ido a Japón a operarse de un tumor.

Mientras esperaba en un hospital para curarse comprendió que la operación no era necesaria y pensó que había otra forma de curarse. Había sido guiada hacia el Reiki.

Durante los tratamientos de la señora Takata en la clínica su enfermedad mejoró y su deseo de aprender Reiki creció en ella, a tal punto que pidió al Dr. Hayashi que la iniciara.

La Sra. Takata se estableció en Japón durante un año en casa de la familia Hayashi para aprender todo sobre el Reiki e iniciarse en su práctica. Al cabo del tiempo la Sra. Takata regreso a Hawái con el Don de curar.

En Hawái la práctica del Reiki prosperó con rapidez y Hayashi y su hija fueron a visitarla. Se establecieron unos meses y practicando en compañía de la Sra. Takata. En febrero de 1938 la Sra. Takata fue iniciada como Maestra Reiki del método Usui de curación natural. Poco después de iniciadas Hayashi y su hija regresaron al Japón.

El Dr. Hayashi presintió que tenía que volver a servir como oficial en la marina, en la guerra de Estados Unidos y Japón. Al mismo tiempo la Sra. Takata tuvo un sueño que la preocupó y la llevó a Japón a ver al Dr. Hayashi.

Este le contó algunas cosas y al reconocer a la Dra. Takata como su sucesora, se despidió cerrando sus ojos y abandonando su cuerpo. Siguiendo los consejos de Hayashi, la Sra. Takata terminó su trabajo en Japón y regresó a su país como Maestra Reiki.

Demostró su compromiso a lo largo de su vida, enseñando y practicando el Reiki; convirtiéndose en una gran curadora y profesora y fue quién introdujo el Reiki en el mundo occidental. Una nieta de la Sra. Takata, Phyllis.

Furumoto, recibió de niña el primer grado de iniciación directamente de su abuela, y le daba tratamiento a su abuela cuando la iba a visitar. A finales de los setenta Furumoto a los 27 años aceptó el segundo grado de iniciación y la Sra. Takata empezó a enseñarle.

En la primavera del 1979 Phyllis decidió trabajar con su abuela. Takata iniciando su camino en el Reiki con seriedad y compromiso; convirtiéndose en la sucesora de su abuela Takata Poco después de iniciar a su nieta Takata partió de este mundo.

En los años posteriores al fallecimiento de la Sra. Takata, la Sra. Phyllis se convirtió en un ejemplo vivo de compromiso con la continuidad de las enseñanzas del Reiki. En la actualidad el método Usui de curación natural se practica en todo el mundo.

En el año 1982 se reunieron un grupo de maestros Reiki con Phyllis Furumoto en Hawái para honrar la memoria de Hawayo Takata y compartir sus experiencias como maestros. A partir de ese momento se crea la Alianza Reiki.

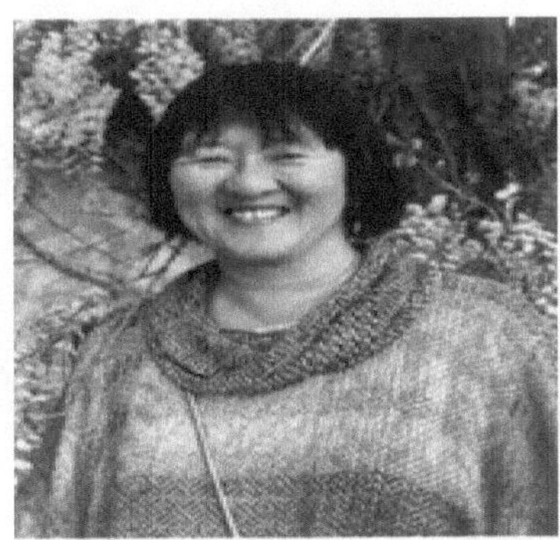

Principios Reiki

1. **Solo por hoy no estés preocupado**: Este principio nos habla de que debemos buscar la solución de nuestros problemas, pero no atormentarnos por lo que no podemos resolver en el momento.

   Cada problema en la vida tiene su solución en su justo momento, si nos preocupamos antes de tiempo, nuestra energía se bloquea impidiendo que fluya la solución. Enfócate en visualizar como puedes resolver la situación y vendrá a ti la forma sin necesidad de preocuparnos de más.

2. **Solo por hoy, no estés enojado:** Vive con buen humor, a veces es difícil pero no desperdicies energías con actitudes iracundas, que solo te afectan a ti. No des muestras de violencia o enojo. Cada día despierta con una actitud positiva y date tu tiempo diario para poder meditar, relajarte, reflexionar y respirar.

Solo por hoy...

No estés preocupado

No estés enojado

Honra a tus padres maestros y ancianos

Gánate la vida honestamente

Demuestra gratitud y respeto por todos los seres vivientes

3. **Honra a tus padres, maestros y ancianos**: La filosofía y tradición japonesa nos dice que los mayores, ya sean nuestros padres, maestros, o antepasados, deben ser honrados y son nuestros guías en la vida, la moral y ética.

Por tanto, deben ser respetados, y confiar en que toda persona es un maestro y puede tener algo interesante para enseñarnos.

4. Gana tu sustento honradamente": Este precepto nos habla de que debemos tener un trabajo honesto, sea cual sea y ganarnos la vida de forma honesta. Debemos dar lo mejor de nuestro ser en cada momento de la vida laboral y como ser humano, no decir mentiras ni tener actitudes deshonestas.

5. Demuestra gratitud hacia todo ser vivo: Ser agradecido a Dios y a todo lo que nos rodea. La gratitud es un don, algo que todos debemos desarrollar y dar sin esperar recibir nada a cambio.

Podrás mostrar gratitud sólo el día que dejes de lado sentimientos de orgullo, ego, avaricia, o arrogancia.

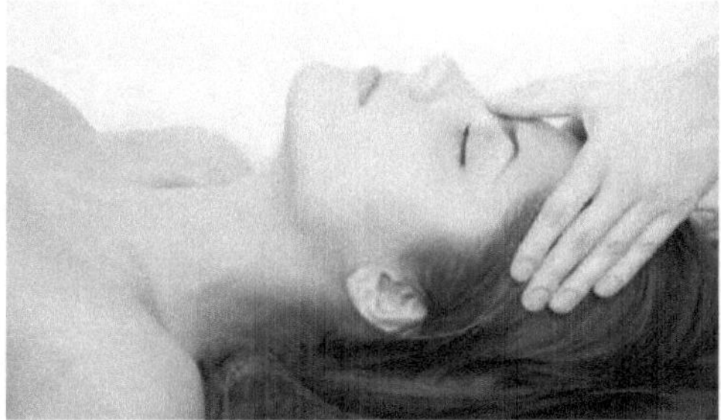

Efectos del Tratamiento Reiki.

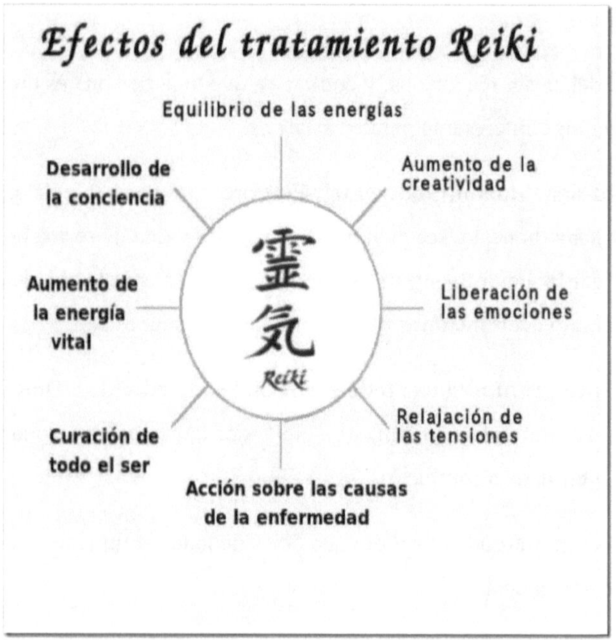

Capítulo 3 Grados de Iniciación

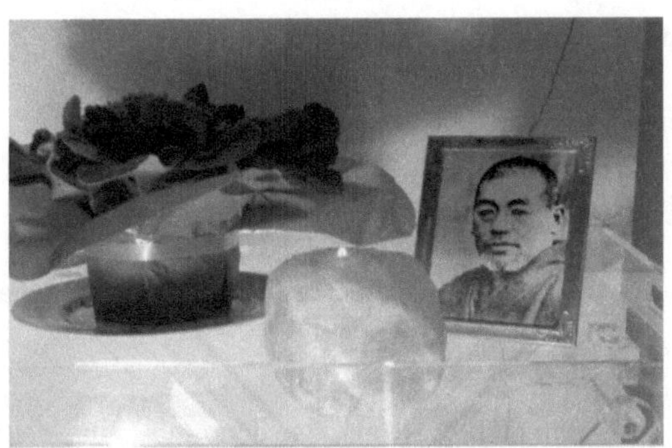

Primer Grado Reiki:

Al finalizar este nivel la persona habrá pasado por

- ➤ Proceso de desintoxicación

- ➤ Liberación de energías bloqueadas

- ➤ Potencia de la energía vital

- ➤ Proceso de relajación profunda

- ➤ Aumento de la frecuencia vibratoria

Programa del 1er Nivel del Curso

-Historia. Principios. Reglas

-Posición de las manos para tratamiento personal

Meditación Reiki

-Sintonización del iniciado con la energía universal

-Se ajusta el cuarto Chakra para acercarlo a una vibración más alta del amor curativo

- Se activa el Chakra de la garganta, que comunica a nuestro yo interior el inicio de una nueva etapa

-Se activa el sexto Chakra (Tercer Ojo) dando posibilidad de multiplicar nuestra intuición y clarividencia

-Activación de los puntos Lao –gong (Chakra de la palma de la mano)

Para la desintoxicación previa, es preciso hacer una dieta vegetariana

En esta primera fase el iniciado suele experimentar nauseas, mareos, dolor de cabeza, desarreglos menstruales, sudoraciones, catarros.

Segundo Grado Reiki

Este grado potencia todas las posibilidades del primer nivel.

En el segundo nivel nuestra capacidad de transmisión y radiación de la energía se multiplica, ya que se vuelve más intensa.

Se aumenta el poder de canalización

Incluye:

-Tratamiento a distancia

-Se entregan los tres símbolos de los sutras tibetanos

-Después de incorporar los 3 símbolos el iniciado está en capacidad de conducir la energía de manera directa.

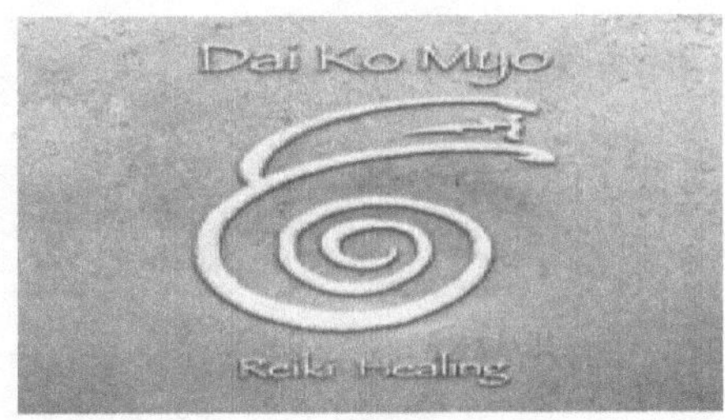

Tercer Grado Reiki Maestría Reiki

Proceso de transformación profundo

Convencimiento interior de difundir las enseñanzas Reiki

Entrega del símbolo: Dai Ko Myo que genera:

-Mayor potencia de nuestra energía

-Mayor canalización de energía y aumento de la frecuencia vibratoria de la energía

-Mayor incidencia en el campo espiritual

Con este grado el iniciado alcanza la maestría Reiki y por tanto el iniciado está preparado para difundir las enseñanzas Reiki e iniciar a otras personas.

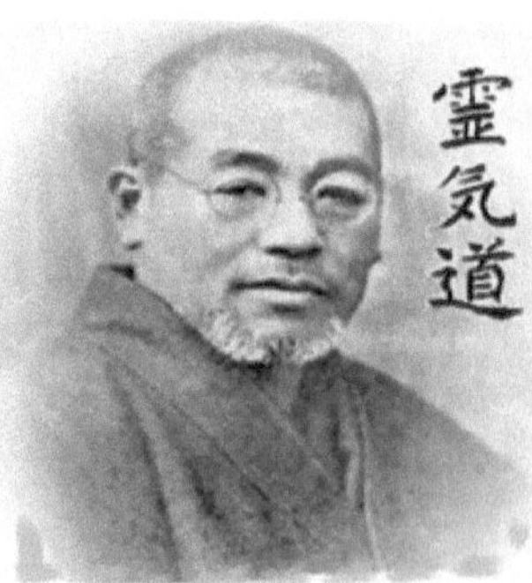

Aprendiendo a Evolucionar

Capítulo 4 Relación entre las emociones y las enfermedades

Los preceptos Reiki, indican que siempre que existe una enfermedad, está originada por un problema emocional. Como detectar las perturbaciones que puedes sentir en el sistema de energía personal.

Antes de empezar un tratamiento Reiki, es fundamental encontrar diferentes puntos neurálgicos donde se concentran los bloqueos del fluido energético.

Así podrás concentrar la energía curadora en estos puntos. Siempre digo basándome en la filosofía oriental, que cuando la emoción no aflora, o se bloquea, el organismo da señales de dolor. Cuando expresas tus emociones, sanas tu cuerpo.

A veces no entendemos este significado y no es más que identificar cuando debemos expresar nuestras emociones para que no permanezcan dentro, bloqueando el fluido de nuestras energías.

Cuando tenemos emociones reprimidas, esto se refleja en nuestro cuerpo, haciendo que este nos empiece a dar señales que algo no está bien. Si se mantiene esta situación podemos enfermar.

Se ha demostrado que, en personas con enfermedades terminales como el Sida, Cáncer u otras como la Fibromialgia, que cuando logran abrir sus canales energéticos para que se expresen emociones y sentimientos negativos y encuentran su equilibrio emocional, este se siente mejor consigo mismo y con su dolencia haciendo que su cuerpo muestre síntomas de recuperación.

El ser humano es un todo integrado por un cuerpo físico (órganos y sistemas vitales) y la mente, que integra la razón y las emociones. Cada parte es integral e imprescindible para el buen funcionamiento de nuestro organismo.

Cuando se produce un conflicto o no funciona bien este binomio, aparece la enfermedad. Sabemos que la enfermedad es la alteración del estado normal de nuestro cuerpo, por falta o perdida de algo que no tiene o necesita.

Cuando esto sucede entramos en un bloqueo interno. Por tanto, es tan importante mantener sano nuestro cuerpo físico, como nuestras emociones. Habremos oído seguro la expresión Mente sana en cuerpo sano.

Cuando las dos partes se encuentran en perfecto equilibrio podemos decir que estamos verdaderamente sanos.

Lo que más me sorprende del hombre occidental es que pierden la salud para ganar dinero, después pierden el dinero para recuperar la salud. Y por pensar ansiosamente en el futuro no disfrutan el presente, por lo que no viven ni el presente ni el futuro. Y viven como si no tuviesen que morir nunca, y mueren como si nunca hubieran vivido.
Dalai Lama

Relación entre una dolencia y su origen emocional

> **Asma**: Remordimientos, deseos compulsivos de ser mimados. Complejos de inferioridad

> **Artritis**: Actitud autocritica excesiva o de mucha exigencia con los demás. Tendencia al perfeccionismo

> **Afecciones de la piel**: Individualidad amenazada. Deseos de ser mimado

> **Anorexia/Bulimia:** Conflictos consigo mismo. Sensación de no ser lo bastante bueno o buena

> **Afecciones en la rodilla**: Exceso de orgullo, necedad, tozudez, terquedad, temores ante posibles cambios, falta de flexibilidad.

> **Apoplejía**: Cambios forzados, falta de fe en la vida

> **Bazo:** Se puede dañar cuando acumulamos o experimentamos muchas dificultades en nuestra vida. Se vincula a la perdida de voluntad, pereza, situaciones de fracasos, deseos de muerte, apatía, perdida de voluntad para vivir. Puede reflejarse en problemas de circulación o digestión

> **Cáncer**: Desesperanza, desconfianza del mundo y fuertes sentimientos de autocompasión

> **Caderas**: Las caderas suelen doler y provocar tensiones cuando hay sentimientos de culpa y resentimiento, o cuando permitimos que otros hablen o tomen decisiones por nosotros. La flexibilidad de las caderas, se relacionada con el sentirse libre.

También constituyen puntos de equilibrio, cuando la energía está asociada con la educación de los hijos. En la etapa difícil de la adolescencia, estos al rendirse al control de los padres, y no encontrar respuestas a sus conflictos, las caderas no se desarrollan de forma normal.

De modo que él no desarrollarse de manera natural esta parte de nuestro cuerpo, casi siempre es por un sentimiento de culpabilidad en el plano sexual, de modo que, si sentimos culpa y resentimiento, porque hemos permitido que otros tomen decisiones a nuestro nombre y no nos se nos permite expresarnos libremente y tomar nuestras decisiones, nuestras caderas sufrirán un crecimiento anormal.

> **Caída del cabello:** La pérdida de cabello se produce por aferrarse rígidamente a estados de molestias o enojos. Cuando alguien impone su voluntad sobre otros para probar su punto de vista, situaciones donde hay terquedad, necedad, se almacenan resentimientos pasados.

El cabello es gobernado por el hígado, de modo que la pérdida de cabello se produce por mantener estados de ira, enojo o violencia.

> **Corazón**: A veces oímos decir, *"tiene el corazón roto"* y tiene su explicación Cuando negamos el amor y la felicidad, perdemos un amor, se presentan situaciones de traición, engaño, celos, nos sentimos que morimos, que algo se nos va.

Perdemos el apetito y nos encerramos a llorar nuestras penas, se resquebraja la confianza en nosotros mismos. Nos deprimimos y por tanto nuestro corazoncito se ve resentido.

➢ **Columna Vertebral:** La columna vertebral representa la fuerza de voluntad. Cuando uno se aleja de sus propias opiniones y se enfrentarse con las presiones exteriores puede aparecer la escoliosis o distorsión de la columna, al doblegarse fuerza de voluntad.

➢ **Cuello:** Sentimientos y actitudes rígidas. Es la parte flexible de la columna dorsal, es el balance de la voluntad con la flexibilidad. Cuanto concentramos nuestra energía en un cuello duro en una actitud rígida, el cuello se resiente y se tensa al mantener conceptos rígidos.

➢ **Dolores**: Sentimiento de culpa

➢ **Dolores de cabeza:** Sentimientos de frustración, tendencia al perfeccionismo

➢ **Dolores de espalda:** En la parte superior: búsqueda de apoyo, ante falta de comprensión emocional. Representa lo que vamos dejando en nuestro camino, lo que se quiere dejar atrás, olvidar, lo que se concentra en nuestro más profundo ser

➢ **Parte media de la espalda:** Experimentamos dolor en esta zona cuando hay exceso de remordimientos

➢ **Parte inferior de la espalda**: La parte baja de la espalda es nuestro sostén y apoyo. Cuando sentimos molestias o dolor en esta área, es a causa de no contar con el apoyo y comprensión que necesitamos. Podemos también sentir cansancio excesivo.

➢ **Dolores en la nuca:** Tensión Nerviosa

➢ **Dolor o inflamación de la garganta**: Incapacidad para expresar estados de ira. Situaciones de contrariedad

➢ **Dolencias de estómago**: Incapacidad para asumir determinadas experiencias, ideas o sentimientos. Preocupaciones en exceso. Cuando nos sentimos frustrados por no asimilar determinadas experiencias, o nos sentimos abrumados con la vida que llevamos, y no procesamos nuestros problemas adecuadamente, entonces el estómago se resiente y se descompone

➢ **Dolencias de los pulmones:** Imposibilidad para dar y recibir energía vital. Rechazo a la vida y a las oportunidades que esta nos brinda. Falta de comunicación, expresión verbal limitada

➢ **Enfermedad del oído:** Dificultad para escuchar las opiniones de los demás

➢ **Estreñimiento:** Incapacidad para abrirse a otras experiencias, afán de acumular

➢ **Diarrea**: Temor a estancarse

- **Edema**: Temores reprimidos. Visión de la vida estancada. Sentimientos de acorralamiento

- **Exceso de peso**: Necesidad de protección. Sensación de inseguridad

- **Enfermedad de las mamas**: Actitud protectora excesiva respecto a una persona. Trauma sexual, represión, resentimientos respecto a las expectativas de su rol como mama.

- **Gónadas:** Las Gónadas, almacenan lo inconsciente, cuando uno pierde la capacidad para sostenerse uno mismo, a causa de adicciones, como las drogas, el alcohol, accidentes, cuando uno pierde su propia conciencia.

- **Las Glándulas Suprarrenales**: Son acumuladoras de penas, creándonos complejos de culpas, hasta sentir que somos víctimas, y crearnos un estado de constante desconfianza y paranoia. Las personas con déficit y problemas de las glándulas suprarrenales sienten un sentimiento constante de persecución.

  No son capaces de interiorizar o soportar un proceso de dolor o perdida, reaccionando como si el mundo fuera responsable por su dolor, olvidando que son cosas que suceden y que debemos aceptar la vida tal cual.

- **La Glándula Pituitaria**: Esta glándula también almacena penas reprimidas. Aceptando el dolor como parte de la vida, permite la reconciliación, liberándonos de todo acto de juzgamiento, lo cual ayuda a la glándula pituitaria.

Aceptando la dualidad en la comprensión de nuestros sentimientos, aceptamos lo correcto e incorrecto, lo bueno y lo malo, lo positivo o lo negativo, a todo nivel.

➢ **La Glándula Pineal**: Para que esta glándula funcione bien, necesita de luz natural. Precisa de un estado anímico positivo y entusiasta. Es bueno hacer visitas a lugares al aire libre donde haya contacto con la naturaleza.

➢ **Hígado**: Relacionado con sentimientos de odio, ira, resentimiento, enojo, actitudes de violencia o agresividad

➢ **Inflamación, fiebres, irritación**: Sentimientos de ira, enojo, enfado

➢ **Intestino delgado**: Etapa final de la digestión, inicio de la absorción, provee la base para la construcción y el crecimiento, desarrolla la personalidad, el carácter, la fuerza de voluntad, confianza. Evidencia los estados más importantes de nuestra vida.

Puede haber problema cuando una persona sufrió una gran vergüenza. Relacionado también con estados de histeria, euforia, nerviosismo, excitación e hipersensibilidad

➢ **Intestino Grueso:** Tiene que ver con el desecho de la materia sólida y esto nos muestra si somos capaces de lidiar bien con todos los temas materiales. El Intestino Grueso tiene que ver totalmente con dejar ir y soltar todas las cosas que no nos sirven, y la incapacidad de dejar ir puede ser el resultado de un miedo a la pérdida

➤ **Manos:** Las manos son nuestras aliadas para todo, sin ellas es muy difícil poder hacer las **cosas** diarias de la vida. Ellas dan y reciben. Cuando hay dolencia con ellas es por nuestro temor a dar, tenemos baja nuestra estima o no encontramos el balance justo entre el dar y el recibir.

No tenemos la suficiente fuerza de voluntad para abrirnos ante lo que nos brinda la vida o no cedemos en algo que debemos dar.

➤ **Problemas con las piernas**: Miedo al progreso. Resistencia a la evolución de las cosas. Los problemas se presentan cuando la persona no ha tenido el valor de asumir, dar un paso nuevo, o no ha tenido el apoyo que necesita.

Las piernas es el vehículo que nos lleva hacia delante, nos sostienen. Muchas veces se presentan problemas en las piernas cuando no hemos tenido el valor de dar un paso nuevo.

➤ **Brazos:** Cuando tenemos alguna dolencia en nuestros brazos generalmente es provocado por emociones reprimidas, que son trasladadas a las articulaciones

➤ **Problemas con los genitales**: Traumas relacionados con la sexualidad. Miedos. Inseguridad. Remordimientos sexuales. Rechazo a la sexualidad.

➤ **Problemas del páncreas**: Estados de amargura, tristezas

- ➢ **Riñones:** Temores resultantes de traumas

- ➢ **Tiroides:** Es donde se almacena el enojo, es el deseo de poder, de actitudes rígidas. Cuando la tiroides no funciona bien, es porque se está produciendo una calcificación anormal en los huesos, lo que puede degenerar en una artritis.

- ➢ **Timo:** Temor a la vida. Almacena temor y rige nuestro sistema inmunológico. El temor provoca reacciones adversas en personas que no poseen control sobre su vida y son propensas a perder la compostura en un momento difícil.

- ➢ **Tumores:** Reacción ocasionada por una ofensa que no se perdona, ni se olvida. Sentimientos relacionados con la femineidad. Misoginia.

- ➢ **Ulcera:** Falta de autoestima. Miedos, temores. Inseguridad

- ➢ **Sinusitis**: Enfado causado por algo o alguien

- ➢ **La Vejiga:** Su principal función es la de liberar agua. Es la manifestación real de cómo expresamos exteriormente nuestras emociones. Cuando la vejiga se debilita, es un reflejo de que la persona no puede expresar sus sentimientos libremente.

- ➢ **Vesícula Biliar:** La Vesícula Biliar es el órgano propenso a desatar un problema cardíaco, por tanto, se ve afectado cuando sentimos temor a una pérdida y tensiones resultantes de una falta de confianza en la vida o ansiedad con respecto al futuro.

Hay órganos que se ven afectados entre si cuando se producen desequilibrios emocionales. Por ejemplo, El **Bazo, el estómago y el páncreas** se muestran disfuncionales cuando aparecen estados como temores, stress, ansiedad, dudas, celos o escepticismo.

El pulmón, o intestino grueso se ven afectados entre si cuando tenemos dificultades para establecer una comunicación con alguien, queremos imponer nuestra voluntad, autoridad o somos dominantes sobre los demás.

El Riñón y la Vejiga son dos órganos interrelacionados entre sí que se ven a veces afectados cuando existen sentimientos de baja autoestima, temores, miedos, timidez o desesperanza.

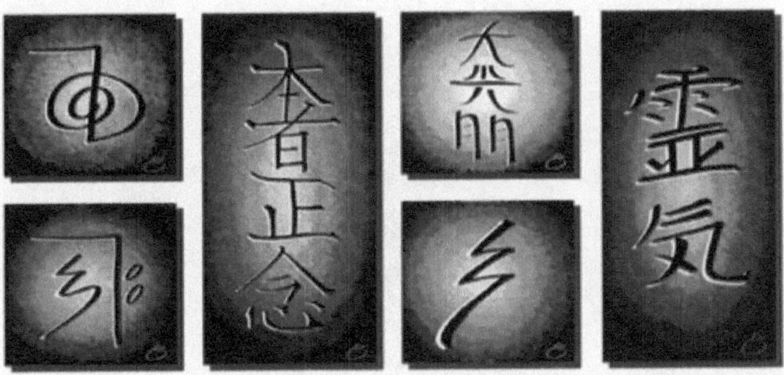

Capítulo 5. Simbología Reiki

Los símbolos Reiki fueron descubiertos por el maestro Usui en las escrituras Sutras, en sus viajes por encontrar la verdad acerca del sistema de curación. Para todo practicante del Reiki, los símbolos Reiki son el instrumento indispensable para canalizar la energía universal.

Entre ellos hay tres fundamentales que siempre acompañan las sesiones de Reiki que son los que ofrecen las pautas para lograr la transmisión de este sistema.

Tres de los símbolos son enseñados a los iniciantes en el nivel II y dos en el nivel III.

CHO KU REI.

Significa Orden a la energía. Actúa como un interruptor de corriente. Representa el aumento de la potencia energética. Símbolo de poder.

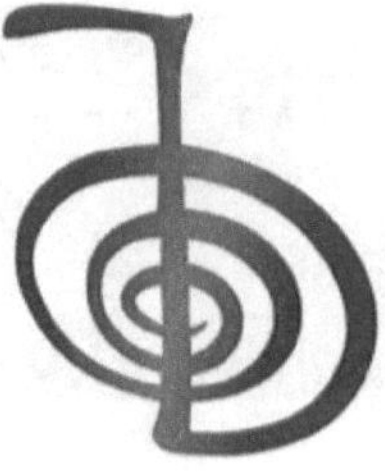

Su acción principal es la de abrir el canal de la energía universal. Este símbolo tiene la virtud de potenciar la energía en el punto donde concentremos su acción. Su forma en espiral permite concentrar la energía logrando su efectividad en la persona.

La posición horizontal del primer trazo invoca en cuestión a la energía. Luego el trazo vertical es la energía que desciende.

Las aplicaciones de este símbolo:

> ➤ Aumenta la energía física de la persona que recibe el tratamiento.

> ➤ Enfoca la energía sanadora del universo, en el cuerpo de la persona que recibe el tratamiento.

> ➤ Reduce la energía física excesiva del paciente.

La espiral de tres vueltas se dibuja en sentido contrario a las manecillas del reloj y refleja la conexión con los siete centros energéticos, terminando con el Chakra del corazón.

SEI HI KI

Su nombre significa unión de la tierra y el cielo. La acción creadora. La conexión con lo humano y lo divino. Su función es proteger y ayudar al crecimiento.

Brinda una acción de seguridad y protección en todos los niveles, incluido el psicológico. El Sei He Ki también ayuda a desbloquear el libre flujo de la energía.

Actúa contra toda situación de desequilibrio. Básicamente este símbolo actúa desbloqueando toda afección emocional contra lo racional.

Representa la auto purificación. La transmisión de la energía blanca y pura. El propósito de poner este símbolo es el beneficio de la desintoxicando, ya que limpia, remueve y desintegra los efectos negativos del cuerpo físico, mente y espíritu.

Se enfoca en la recuperación del equilibrio emocional. Para lograrlo, es necesario limpiar o purificar internamente a la persona, recorriendo todo su cuerpo con el sello, haciendo movimientos circulares con el mismo.

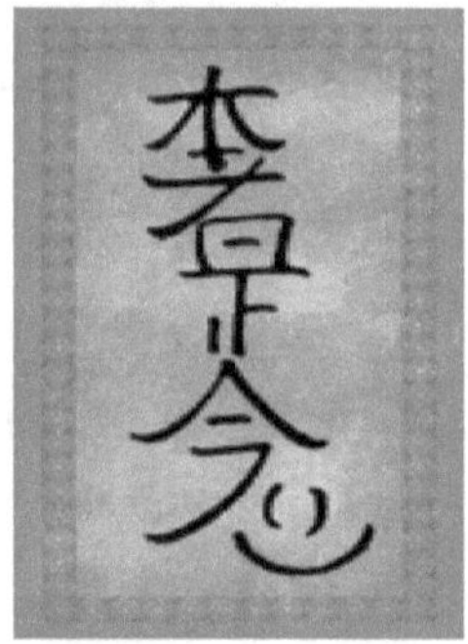

Es decir, potencia la energía curadora hacia los sentimientos relacionados con las emociones, logrando que la persona suelte todo su dolor emotivo.

Por tanto, utilizamos este símbolo para desbloquear y controlar los temores, miedos, ira, resentimientos, envidia, depresión, traumas, dependencias, malos hábitos.

Con el Sei He Ki logramos recuperar la energía positiva, una mente clara, la paz interior, claridad de pensamiento.

Este símbolo se enseña a partir del segundo grado Reiki y para activarlo se impone el símbolo con nuestra mano dominante preferiblemente en el Chakra corona, siguiendo el trazo de las flechas, mencionando su nombre tres veces con confianza y firmeza.

Puede decirlo en voz alta o puedes decirlo mentalmente.

HON SHA ZE SHO NEN

Su figura piramidal representa el cuerpo humano. Simboliza la sanación a distancia, a través de la concentración energética en el plano físico y astral, en el tiempo y la distancia. Esta básicamente enfocada en sanar el Karma de la persona a la que se le envía la curación.

Por lo que también potencia la curación del pasado, presente y futuro. Su símbolo es utilizado también en aquellos pacientes a los que no podemos tocar.

La curación a distancia es un proceso de visualización realizado en estado meditativo. Se visualiza en la mente la persona a la que queremos enviar el símbolo utilizando diferentes recursos como una foto, o algún objeto que lo identifique.

Debemos recibir el permiso de la persona y actuar a partir de ese momento en enviar amor, energía, luz o colores para que llenen su aura y luego realizar un rezo y enviar el símbolo.

Al transmitir el símbolo es preciso esperar algún mensaje de nuestros guías espirituales o de la persona en sí. Visualizaremos en si lo que queremos curar en esa persona, sea una enfermedad, alguna acción específica o despejar en esa persona alguna duda.

Para obtener buenos resultados es preciso realizar este acto varias noches. Imaginaremos a la persona y efectuamos sobre ella la imposición de manos.

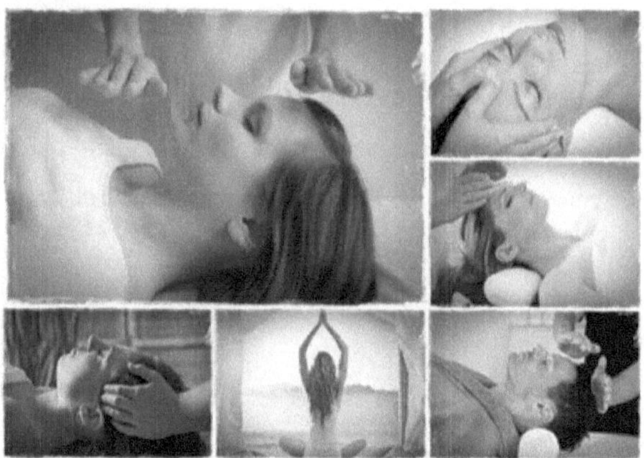

Capítulo 6. La Gemoterapia y el Reiki

Sanación Reiki, utilizando la Gemoterapia

Desde la antigüedad, se han utilizado las propiedades de la Gemoterapia o Litoterapia (piedras y cristales), como elementos protectores y ayuda en los procesos de sanación.

En el tratamiento Reiki, son frecuentemente utilizados. Cuando se inicia la terapia Reiki, muchas veces nos encontramos con bloqueos energéticos que contemplan rasgos de la personalidad que tenemos que cambiar o asumir, si queremos sanar nuestra mente.

En este proceso de equilibrio energético, son muy útiles la utilización efectiva de las piedras y cristales. Cada Chakra le corresponde un cristal característico.

Hay muchas piedras preciosas y semipreciosas utilizadas para los procesos de sanación, pero los más importantes son el cristal de roca, el cuarzo rosa y la amatista, de gran uso en la terapia Reiki.

Todas las piedras son muy beneficiosas y efectivas, cada una tiene particulares característicos y funciones específicas, en dependencia de la forma, el color y la posición en que los coloquemos, para obtener determinado resultado.

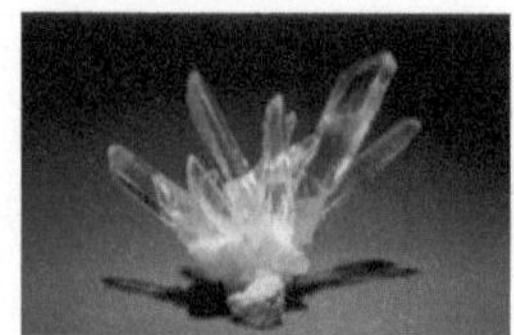

Cristal de Roca

El Cristal de Roca o Cuarzo transparente o blanco es la piedra madre de todas las demás. Es muy efectiva por sus propiedades para estimular la psiquis.

Sus seis lados simbolizan los seis Chakras más importantes del ser humano.

Contiene la propiedad de absorber, amplificar, generar, equilibrar, transformar, memorizar y proyectar energía. Es el Cristal que simboliza el séptimo Chakra, conduciendo al ser humano a una mayor integridad, claridad y luz de la mente y el alma. Abre los Chakras de la cabeza, del bazo y de la garganta

Es la piedra que mejor sanea las energías negativas. La más indicada a la hora de la meditación, así como para la curación de todas las enfermedades. Nos ayuda a barrer sentimientos negativos como la culpabilidad, miedos, angustias, temores, así como sentirnos más tranquilos, serenos.

Al equilibrar todas nuestras energías encontramos paz y tranquilidad. Es un cristal tonificante para el sistema nervioso, al que puedes acudir casi para cualquier tipo de cuestión. El cuarzo nos ayuda a pensar positivamente; reforzando nuestro campo magnético. Absorbe todas las energías negativas y las radiaciones nocivas.

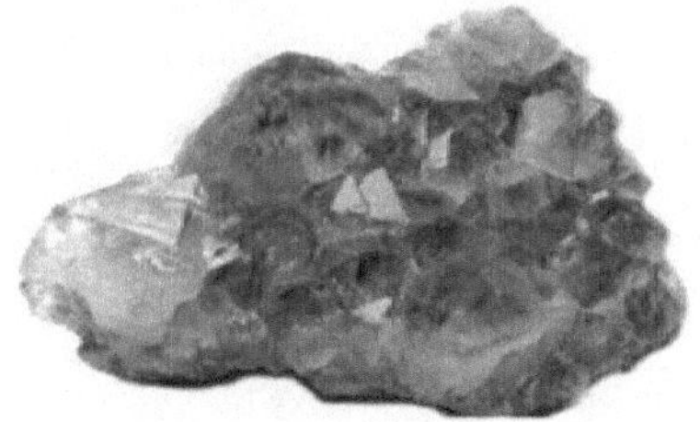

La Amatista es uno de los minerales curativos más eficaces. Es la piedra que nos devela nuestro camino espiritual y de autorrealización.

Ayuda a sentirnos más abiertos y conscientes espiritualmente; utilizándose en caso de confusión o conflicto emocional, pues ayuda a expulsar el problema hacia afuera.

Es una piedra imprescindible para los procesos de autosanacion y sanación de los demás, porque permite limpiar el aura y crear un campo energético alrededor muy positivo y elevado.

Piedra que ayuda a potenciar la intuición y reforzar los dones psíquicos. Cristal altamente protector, representa el rayo violeta alquímico de la transformación.

Estimula la comprensión espiritual y abre el tercer ojo. Amatista proporciona disolviendo la calma y los temores y la falta de armonía.

Transmite paz y armonía. Colocándola sobre el tercer ojo; nuestro Chakra número 6, permite abrirlo y sanarlo, dejando que salga todo bloqueo que llevamos dentro; permitiendo además la estimulación y purificación de la energía desde el nivel físico, mental, emocional y espiritual.

Su función esencial es la de transmutar nuestros pensamientos negativos en positivos. Nos aporta ideas y pensamientos más clarificadores y objetivos. Libera bloqueos mentales, abriendo nuestra mente.

Facilita el proceso de toma de decisiones, aportando sentido común e intuición espiritual. Mentalmente ayuda a calmar y sintetizar, nuestra mente, favoreciendo la comprensión y la persuasión. Purifica y regenera los niveles de conciencia.

Nos brinda relajación y equilibrio, por lo que se utiliza básicamente en casos de stress, temores, miedos, nerviosismo o angustias; ayudándonos a superar estos estados y recuperar nuestra confianza y actitud más positiva.

Siempre es conveniente llevar una amatista con nosotros o tenerla cerca en nuestro dormitorio, ya que facilita el sueño, el descanso y nos proporciona calma, y estar en paz. Ayuda en casos de insomnio y nos protege de pesadillas recurrentes.

También los poderes de esta piedra permiten limpiar el aura y crear un campo energético alrededor de la persona que lo utiliza muy positivo y elevado.

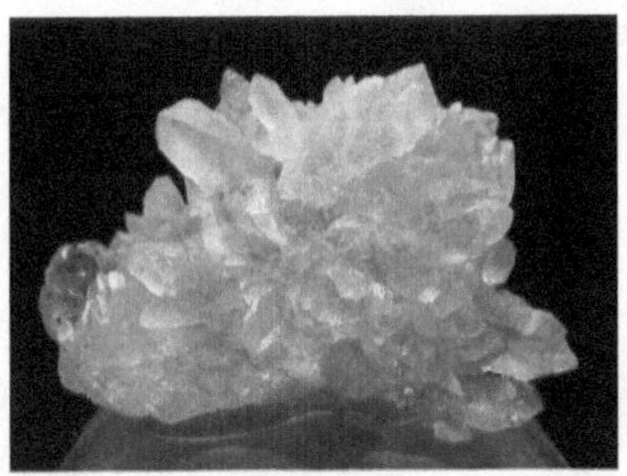

Cuarzo Rosa.

Es el cristal del amor por excelencia, de manera que es el más utilizado y útil para sanar cualquier problema de índole amoroso.

Sus principales vibraciones permiten el desarrollo del amor universal. Corresponde al cuarto Chakra o del corazón; permitiendo la sanación más amorosa.

Es muy potente en la disipación de bloqueos energéticos. Se utiliza en la meditación permitiendo descubrir el amor divino y del universo, así como para ayudarnos a desarrollar el amor hacia las personas, la vida y hacia Dios.

El Cristal de Cuarzo Rosa, es muy indicado para las habitaciones donde duerme la pareja, ya que incremente   las vibraciones del Amor Cósmico, ayudando en una relación más comunicativa.

También es el cristal indicado para aliviar a una ruptura amorosa o cuando tenemos heridas de amor. Muy efectivo en situaciones donde hay carencias afectivas, traumas infantiles o familiares.

Problemas de ruptura, divorcios, separación, permite pasar mejores situaciones de dolor causado por muerte, o enfermedad. Aumenta nuestro deseo y capacidad para brindar afecto, amor.

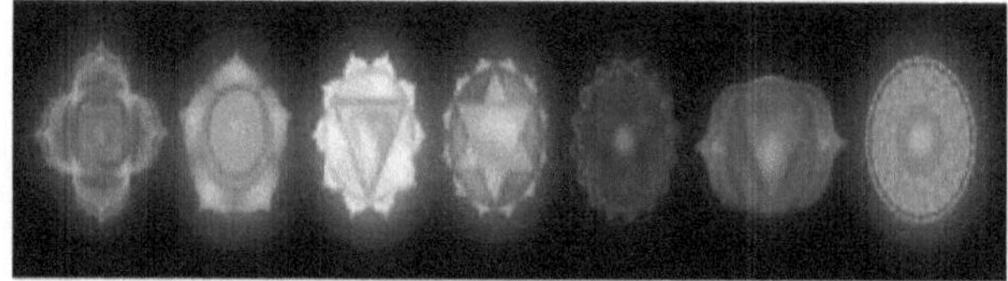

Capítulo 7. Conexión Aura- Reiki. Chakras

CARACTERÍSTICAS DE LOS CHAKRAS

CHAKRA	COLOR	FUNCIONES	ELEMENTO ASOCIADO	DIOS Y MANTRA	ÓRGANOS	SÍMBOLO
CORONILLA (SAHASRARA)	BLANCO O VIOLETA; PUEDE ADQUIRIR EL COLOR DEL CHAKRA DOMINATE	TRANSCEDENCIA, CONEXIÓN CON LA DIVINDAD	EL ESPACIO	PARAMASHIVA / OM	CEREBRO, GLÁNDULA PITUITARIA, CUERPO ENERGÉTICO	
TERCER OJO (AJNA)	INDIGO O AÑIL	INTUICIÓN, PERCEPCIÓN EXTRASENSORIAL	LA LUZ	SAMBHU / KSHAM	SISTEMA ENDOCRINO, OJOS, SENOS PARANASALES, GÁNDULA PINEAL, SISTEMA NERVIOSO	
GARAGANTA (VISHUDDHA)	AZUL	EL HABLA, AUTO-EXPRESIÓN	EL ÉTER	SADASHIVA / HAM	TIROIDES, SISTEMA LINFÁTICO, PULMONES, BRANQUIOS, CUERDAS VOCALES, OÍDO	
CORAZÓN/ PULMÓN (AHAHATA)	VERDE	DEVOCIÓN, AMOR COMPASIÓN, SANACIÓN	EL AIRE	ISHA / YAM	CORAZÓN, SISTEMA CIRCULATORIO Y INMUNOLÓGICO, PULMONES, HÍGADO	
PLEXO SOLAR (MANIPURA)	AMARILLO	MENTE, PODER, CONTROL, LIBERTAD PROPIA	EL FUEGO	RUDRA / RAM	APARATO DIGESTIVO SUPERIOR, PÁNCREAS Y VISÍCULA BILIAR	
SACRO (SVADHISTHANA)	NARANJA	EMOCIÓN, ENERGÍA SEXUAL, CREATIVIDAD	EL AGUA	VISHNU / VAM	SISTEMA URINARIO, BAZO, GÓNADAS, PRÓSTATA, OVARIOS, TESTÍCULOS	
RAIZ (MULADHARA)	ROJO	INSTINTO, SUPERVIVENCIA, SEGURIDAD	LA TIERRA	BRAHMA Y GANESH / LAM	APARATO DIGESTIVO INFERIOR, GLÁNDULAS SUPRARENALES, COLUMNA VERTEBRAL	

Como mencionamos anteriormente el Reiki permite la estimulación y reactivación de nuestros centros energéticos (Chakra) y el Aura. El universo es materia y está formado por partículas que vibran. Cada cuerpo vivo está inmerso en la energía vital.

El Aura es el reflejo de este campo energético. Desde hace años atrás ya se puede ver el Aura a través de las imágenes Kirlian. En el campo de la parapsicología, el Aura se concibe como un campo energético de radiación luminosa de diferentes colores que rodea a las personas o a los objetos como un halo y que es invisible para la gran mayoría de los seres humanos.

El Aura está formada por diversas capas. La capa Astral, es la segunda capa del Aura. Su naturaleza etérea le permite el desprenderse del cuerpo físico. Esta capa solo puede ser vista por las personas con poderes de clarividencia.

La capa mental representa la tercera capa del Aura y refleja la manera en que se expresa nuestro intelecto.

La capa casual, es la cuarta capa del Aura. Constituye el nivel de transición y comunicación entre el orden físico y espiritual. Representa la capa del amor.

En ella se encuentra el archivo akashico que es el que guarda la memoria de las sucesivas reencarnaciones.

El Aura de percibe a través de siete capas conectadas a través de los 7 Chakras principales.

Conexión entre los Chakras y el Reiki

Los Centros Energéticos o Chakras (en sanscrito, discos que giran) son los canales por donde penetra la energía vital en nuestro cuerpo. Los Chakras se encuentran en los cuerpos sutiles del ser humano, llamados kama-rupa (forma del deseo) o linga sharira (cuerpo simbólico).

El concepto de los Chakras nace de la filosofía y la cultura hindú, y se enmarca en los textos sagrados de los Vedas (Conocimiento), específicamente dentro de los conocidos como "Upanishads", redactados en torno al siglo VII a.c.

La palabra sánscrita Chakras, significa rueda y hace alusión a la forma, la imagen, de cómo se perciben estos Chakras.

Como mencionamos, los Chakras son ruedas giratorias o vórtices energéticos que se encuentran por todo el largo y ancho de nuestro cuerpo energético, llamado Aura, interconectando nuestros campos:

Campo Etérico, que es el más próximo al cuerpo; (es una capa de unos 6 cm de grosor), Campo Emocional, Campo Mental y Campo Espiritual.

Los Chakras son los principales reguladores del campo energético, actuando como emisores de entrada a la Energía: Reciben, acumulan, transforman, distribuyen y ajustan la Energía Vital del organismo (conocida como Prana).

Para entender cómo funcionan los Chakras, es necesario saber que Todo es energía en nuestra vida y más allá; ésta es real.

Constantemente estamos interactuando con la energía sutil. Los Chakras absorben la energía, la procesan y asimilan, realizando ajustes, sintonizados a la frecuencia vibratoria máxima y particular de cada persona, para luego impulsarla a nuestro cuerpo físico, donde aparece una respuesta fisiológica.

Explicándolo de un modo más sencillo, cada Chakra representa la confluencia, un punto nodal, de numerosos caminos energéticos de distribución, que circulan por el cuerpo. En el punto donde existe un cruce de varios caminos, hay una garita de control y regulación, denominado Chakra.

A estas vías, canales y caminos de la energía, se le denominan Nadis, de los cuales se dice existen más de 72.000. De los 3 Nadis principales: Ida (Canal izquierdo), Píngala (Canal Derecho) y Sushumna (Recorre toda la espina dorsal), surgen los 7 Chakras Principales.

Acompañando este sistema de Chakras principales, hay 21 Chakras Menores y cientos de Centros Terciarios, de menor relevancia, pero igualmente importantes, para el buen funcionamiento de nuestra Salud.

Los Chakras se encuentran alineados partiendo desde la base de la columna vertebral, o, más específicamente en un nadi central a lo largo del raquis y hasta la mollera o vértex, llamada abadhuti. Conforman como ya dijimos los centros de energía en el Aura, que regulan la energía entrante y saliente.

Para los sanadores, los Chakras resultan un elemento diagnóstico importante a la hora de hacer cualquier terapia energética, ya que la información que ellas nos ofrecen es muy valiosa para poder ejercer nuestra terapia con mejor resultados.

Existen muchos Chakras llamados mayores y secundarios, pero son 7 los principales llamados mayores. Tradicionalmente los Chakras se alinean de abajo hacia arriba llamados Chakra Corona, Tercer Ojo, Garganta, corazón, Plexo solar, sacro (bajo vientre y raíz (base espina dorsal)).

Cada Chakra tiene asignado un color; visualizados como una flor de loto con diferentes pétalos en cada Chakra. Cada uno de estos centros se asemeja a una flor abierta y posee colores. Los 7 colores representativos asignados a 7 siete colores de la luz visible a los siete Chakras.

El mismo orden en el que aparecen en el espectro, son rojo para el primer Chakra, naranja para el segundo, amarillo para el plexo solar, verde para el corazón, azul para el Chakra garganta, índigo para el tercer ojo y violeta para el Chakra corona.

Los centros energéticos o Chakras, a veces se desequilibran o bloquean, a causa de diversas situaciones que enfrentamos en el orden psicológico o emocional, causando desequilibrios y obstrucciones energéticas. Ya hemos visto, que la mayor parte de las veces, esto ocurre debido a bloqueos de carácter emocional.

Si la persona está sufriendo de stress, miedos, temores, ansiedades, conflictos, u otros sentimientos de orden emocional, esto puede originar bloqueos energéticos y por tanto afectar el equilibrio de los Chakras.

Estas perturbaciones son las que pueden desencadenar las enfermedades. Es por esto por lo que, siempre insistimos en que hay que mantener un nivel de equilibrio de cada Chakra, porque de esto depende, nuestra salud.

Una buena salud, refleja el desarrollo armónico que se establezca entre lo físico, mental y espiritual. Los tres primeros Chakras representan las funciones de la razón y los de la espalda al funcionamiento físico.

El Chakra frontal tiene relación con las funciones emocionales. Lograr el equilibrio entre lo emocional y lo físico es lo que determina el tener una buena salud.

Los 7 Chakras principales son:

➤ **1. Chakra Raíz. Muladhara. Kundalini**

Su Símbolo: Flor de Loto con cuatro pétalos. Color: Rojo. Reino Mineral. Elemento Tierra. Sentido: Olfato. La letra C. Mantra Lam o Hum. Concepto esencial: Sobrevivencia, Arraigo. Alimentos: Proteicos.

El Chakra Raíz está ubicado en la base de la medula espinal, en el coxis. Controla el sistema respiratorio, bazo, pene, vagina, medula, recto, sistema muscular y plasma sanguíneo. Es la primera capa del aura y está relacionada con nuestras raíces y nuestro andar en la tierra.

Refleja nuestro andar por el mundo y la conexión con el lugar donde vivimos, el disfrute de la vida y lo que ella nos ofrece. Expresa nuestra voluntad de vivir.

Este Chakra representa el pensamiento, conocimiento, vigor sexual, sobrevivencia, seguridad, pasión, pies, relación con lo material o el dinero, el hogar y nuestra situación laboral.

Si este Chakra funciona bien, nuestra salud es buena; si por el contrario está bloqueado puede desencadenar situaciones extremas de agresividad. También puede manifestarse en temor a la muerte, miedos, actitudes de impaciencia, comportamientos de rebeldía, dependencia con otras personas.

El desequilibrio de este Chakra puede generar enfermedades en el sistema óseo, ano, intestino grueso, dolor o malestar de la columna vertebral, hemorroides, estreñimiento, anorexia, dientes, así como también puede afectar nuestra función sexual.

En el plano psíquico puede afectar la buena concentración, tener falta de confianza, sentimiento de culpa o excesiva dependencia a las cosas materiales. Para lograr el equilibrio de este Chakra, es preciso concentrar la energía en la zona del riñón, columna vertebral, coxis, vejiga, pies, piernas, intestino.

➤ 2. Chakra Sacro Svadistana.

Símbolo: Loto de seis pétalos. Color: Anaranjado. Elemento Agua. Reino de las plantas. Sentido: Gusto. La letra D. Mantra Re. Alimentos: Líquidos. Concepto esencial: Lo Dulce, la sexualidad.

Este Chakra se encuentra localizado en la parte de los órganos sexuales (bajo vientre), debajo del ombligo y orientado hacia el frente.

Representa el conocimiento social, nuestra capacidad de ser sociables, como nos vemos y valoramos a nosotros mismos; ya que si no nos queremos no podemos expresar afecto y amor hacia los demás.

Refleja nuestro mundo emocional. En esta capa confluyen nuestros sentimientos, emociones, sueños; deseos y miedos. La necesidad de vincularnos con el mundo. Regula la sexualidad, la creatividad, emociones, los estados coléricos, el temor, el bazo y la nutrición.

Su equilibrio permite la fluidez corporal, el vivir en gozo, armonía y plenitud sexual. Nuestra posibilidad de disfrutar de los placeres de la vida. Cuando hay un desequilibrio de este Chakra, experimentamos recogimiento, frustración, desapego y rechazo a los demás, impotencia, frigidez, poca actividad sexual, se presenta una tendencia a encerrarnos en sí mismos y enajenarnos del mundo.

Esto puede causar que experimentemos ciertos estados obsesivos en cuanto a la limpieza, las cosas del hogar y nuestro cuerpo. Cuando este Chakra no fluye de manera natural en el plano físico experimentamos enfermedades relacionadas con los líquidos (bilis, sangre, saliva), sistema linfático, desarreglos de los riñones, vejiga y ganglios linfáticos.

Para lograr su balance, concentramos nuestras manos en la zona de los órganos reproductores femeninos y masculinos, los ovarios, testículos, región lumbar, vejiga, cadera y riñones.

> ➢ **3. Chakra Manipura. Plexo Solar. Poder**

Símbolo: Flor de loto de diez pétalos. Color: Amarillo. Elemento Fuego. Reino animal. Sentido: La vista. Letra D. Mantra Ram o Aum. Concepto esencial: Poder. Se localiza entre el hueso esternón y el vientre, por encima del ombligo. Se orienta hacia arriba.

Se le representa como un embudo orientado hacia delante. Refleja el conocimiento intelectual, los triunfos, el sentido del poder, el ego, la voluntad, la energía vital, el control y la libertad de ser uno mismo.

Se le vincula con la perseverancia, la vitalidad y la alegría, también a otras características de nuestra personalidad como la violencia, ambición y la codicia. Cuando esta desequilibrada se experimentan actitudes negativas relacionadas con la ambición, la codicia, el consumismo, el temor a perder el poder, la envidia

En el orden físico se experimentan molestias gástricas, desarreglos del páncreas, infecciones del duodeno, enfermedades hepáticas, ulceras gástricas y adicciones. Para lograr su balance se debe concentrar el trabajo en las zonas del hígado, estomago, glándulas suprarrenales, páncreas e intestino delgado.

4. Chakra del Corazón. Anahatha. El Amor

Símbolo Flor de loto de 12 pétalos. Color Verde. Elemento: Aire. Reino Humano. Sentido: Tacto. Letra F. Mantra: Yam o A. Alimento: vegetales. Concepto esencial: Brindar y recibir amor. Refleja todo lo relacionado con nuestro estado mental. Evidencia el intelecto, lo racional

El Chakra del corazón, se localiza como lo dice el nombre en el centro del pecho. Está orientado hacia el frente. Aunque tiene un Chakra en la espalda simétrico asociado también con el amor y el elemento aire. Refleja el amor, el sentido del tiempo, la compasión, la sanación, la respiración del prana mediante los pulmones.

Si funciona balanceado, evidencia que nos aceptamos a sí mismos, tal como somos con nuestros defectos y virtudes y nos sentimos en armonía y paz, aceptamos a los demás tal cual son. Cuando funciona mal, aparecen conflictos en nuestras relaciones afectivos. Aumentan nuestros prejuicios, aparecen amores posesivos, egoístas, absorbentes, crisis amorosas.

Aparecen enfermedades relacionadas con dolencias cardiacas, espasmos, cáncer, Sida, mala circulación de la sangre, enfermedades pulmonares. Para reestablecer su buen funcionamiento será necesario potenciar el trabajo en la zona del corazón, los pulmones y el sistema respiratorio.

También en las manos y brazos. Su color puede variar en correspondencia con nuestras ideas y pensamientos. Esta capa aurea nos indica cómo se encuentran nuestras ideas y la claridad de nuestros pensamientos.

Según los estudiosos del tema esta capa posee mayor una frecuencia vibratoria mayor que las demás.

Representa la comunicación entre el mundo físico, constituido por las tres primeras capas y el mundo espiritual (cuatro últimas capas). Esta capa representa el amor y actúa como filtro de la energía terrenal, elevándola a la escala espiritual.

Según sus estudiosos esta capa conserva los registros de las reencarnaciones que hemos tenido a lo largo de nuestra existencia.

> **5. Chakra Garganta. Visshuda. Creatividad.**

Símbolo: Flor de loto de 16 pétalos. Color Azul claro. Elemento: Éter. Reino Angelical. Sentido: Oído. Letra G. Mantra Ham. Alimentos: Frutas. Concepto esencial: Comunicación.

Se sitúa en la zona de la garganta. Orientado al frente. También está representado por otro Chakra situado en la espalda. Simboliza lo divino, el poder celestial, nuestra habilidad de expresarnos, comunicarnos, nuestro conocimiento conceptual, las ideas, el hablar, el oír, la libertad de expresión.

Esta capa representa nuestras capacidades para la comunicación y la expresión verbal. Refleja la conexión con nuestro yo interior. Se encuentra vinculado con el Chakra del corazón, expresando que si nos valoramos y queremos es el camino para encontrar el camino para expresarnos de manera efectiva con nosotros mismos y con los demás.

Si este Chakra no fluye correctamente, nos es difícil expresarnos de manera fluida, aparecen dolores de garganta, tos, catarros, ronqueras, estados afónicos, aparecen actitudes prepotentes, dominantes, tiránicas, demagógicas.

También la persona suele deprimirse, manifestarse con timidez o por el contrario adoptar actitudes autoritarias.

Este Chakra regula el sonido. Para potenciar su buen funcionamiento, es concentrarnos en trabajar la zona de la garganta, cuerdas vocales, glándulas tiroideas, amígdalas y los hombros.

> **6. Chakra Tercer Ojo. Anja. Intuición.**

Símbolo: Un circulo con dos pétalos blancos y un triángulo invertido en su interior. Color Violeta. Elemento: Visión espiritual. Sentido: Telepatía. Visual. Letra A. Mantra OM. Concepto esencial: Intuición. Su elemento es Luz.

Se localiza en el centro de la frente, entre las cejas. Representa la Intuición, la visión interior y exterior, la imaginación, la clarividencia, el pensamiento.

Los sueños. Este Chakra expresa la potencia de nuestra intuición, manifestada cuando entendemos la verdadera naturaleza de nuestros sentimientos.

Todos podemos desarrollar nuestra intuición y llegar a alcanzar la clarividencia. Este Chakra evidencia nuestras capacidades intuitivas. Nuestra capacidad de ver más allá, de intuir una verdad sin necesidad de utilizar la razón.

Esta capa refleja nuestro nivel más alto hacia la evolución espiritual. Y la conexión más elevada con las energías astrales y universales. Una persona que ha logrado desarrollar la intuición, se convierte en un vidente capaz de ver el aura.

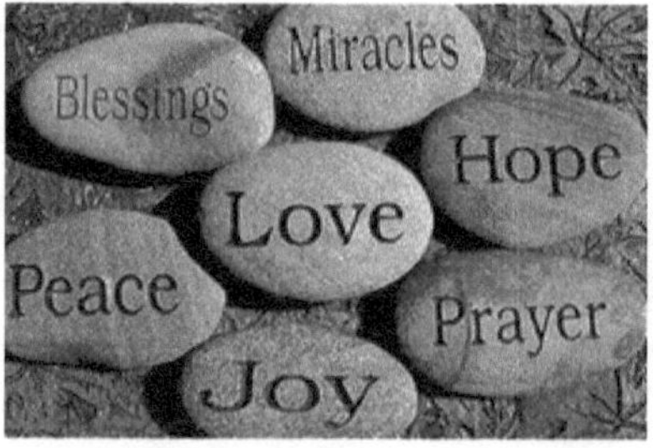

Es cierto que cualquier persona puede desarrollar poderes extrasensoriales, pero solo cuando aceptamos la verdadera naturaleza de nuestras emociones y sentimientos y los aceptamos tal cual son, estamos completamente en equilibrio con nuestro propio yo, y es que estaremos preparados para alcanzar la sabiduría universal.

Este Chakra tiene el fin de mostrarnos nuestro propio camino de aprendizaje. Aprender de nuestros errores y tomar conciencia de ello. Cuando este Chakra funciona mal, es un reflejo de una vida inestable, tormentosa, sin sentido, personas que ven fantasmas, visiones, apariciones.

Son personas que no encuentran estabilidad emocional. Suelen tener problemas para encontrar actividades que los motiven, trabajo, cambian de pareja constantemente, se obsesionan con la ropa de moda, cambian de casa con frecuencia.

En el plano físico pueden existir problemas en los ojos, cerebro, dolor de cabeza. Para poder tener balanceado este Chakra es preciso concentrar nuestra energía en la zona de la frente, nariz, ojos, cerebro y glándula pineal.

7. Chakra Corona. Sehasara El Espíritu.

El Sajasra-ara es el Chakra del sentido, el Chakra maestro que "controla" a los demás. Simbolizado por una flor de loto con mil pétalos abiertos. Color: Violeta y Blanco. Sentido: Se relaciona con el pensamiento y la espiritualidad. Alimento: Relacionado con el ayuno. Concepto: Sabiduría. Elemento: Reino Cósmico. Mantra: N o M.

Filtra la energía cósmica recibida distribuyéndola a los restantes. Se localiza invisible encima de la cabeza, fuera del cuerpo. Tiene una forma de cono dirigido al cielo de color blanco-violáceo.

Se relaciona con la glándula pituitaria o hipófisis y rige sobre el sistema nervioso central y periférico. Representa el conocimiento, el entender el universo, la conexión con el conocimiento cósmico, espiritual, la comprensión y comunicación con nuestro yo interior.

La aspiración de lograr la sabiduría y llegar a la verdad. La culminación de nuestra evolución espiritual. Solo en el tercer grado Reiki podemos tener acceso a este Chakra.

Este Chakra, trabajan muy imbricado al Chakra seis y ambos son los dos Chakras corpóreos que permiten la conexión con esferas superiores de consciencia.

Constituye la entrada a un plano superior de contacto con las dimensiones del más allá, no físicas y espirituales. Se encuentra en desequilibrio mientras se experimenta confusión, depresión, alucinación, un trauma profundo de origen emocional o físico, o fobias.

En caso de disfunción de este Chakra se manifiestan actitudes de inseguridad, prepotencia, pensamientos confusos, dificultad para tener pensamientos claros, manipulación del pensamiento de otras personas, actitudes de rigidez en pensamientos relacionados con la religión, poca concentración, disfunción mental.

Se sufre de no tener su mente clara, abierta, se generan actitudes egocéntricas o falta de concentración mental. También pueden aparecer comportamientos obsesivos de posesividad en el orden material.

El no tener este Chakra en equilibrio, también puede acarrear actitudes de comportamientos rígidos en nuestra Fe, estableciendo férreas creencias en dogmas preestablecidos, o actitudes de fanatismo; y por tanto generan temores y dudas para expresar nuestros verdaderos estados de conciencia.

Para lograr un equilibrio mental en este Chakra es preciso lograr la armonía interior. Cuando este Chakra está en armonía, nuestro cuerpo desarrolla un flujo de energía que nos permite una evolución espiritual, donde estamos preparados para enfrentar la vida con una mayor madurez e iluminación.

Para mantener este Chakra armónico y en pleno funcionamiento es preciso trabajar en la zona del cerebro, sobre todo en la parte superior, el sistema nervioso central y la glándula pituitaria.

Los Chakras de las Manos

Los Chakras localizados en las palmas de las manos, denominados Lao Gong, son los canalizadores esenciales de la energía en el tratamiento Reiki. Ellos transmiten la energía sanadora a través de nuestras manos recibiendo la información energética del universo.

Representan Chakras secundarios en los que se concentran los meridianos que descienden por el corazón, brazo, pulmón y pericardio.

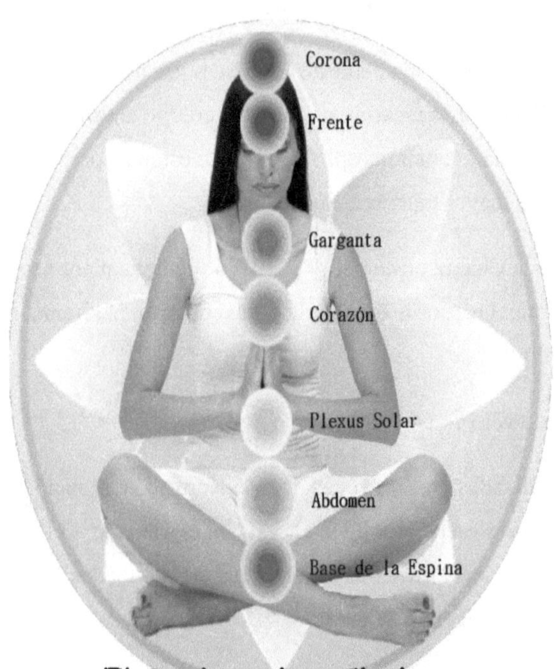

El Reiki y los Chakras

La Meditación en el Reiki

Al iniciar mis tratamientos Reiki, me gusta hacer una Meditación conjunta con el paciente a fin de tener un mejor enlace con nuestro propio ser y generar la paz interior.

Las personas agradecen este momento ya que les permite entrar en la sesión con una mayor autoconfianza y conexión espiritual. La Meditación ya no está reservada ni limitada a personas con elevado nivel económico, es para todos y cada día una se unen muchas más personas a este mundo maravilloso.

Meditar cada día durante 10-15 minutos ejerce amplios poderes en nuestra mente y en nuestra salud física y espiritual; es por eso por lo que deseo que cada vez más seamos los elegidos para conocer sus grandes bondades y practicarla.

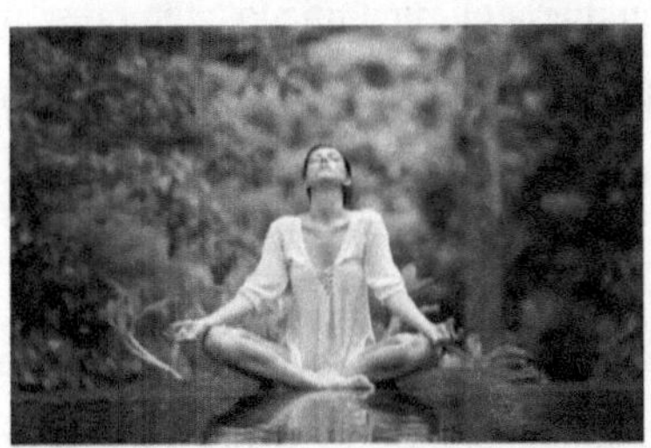

Hoy en día es preciso tomar conciencia de la importancia de una buena Meditación y de lo plena que puede ser tu vida si la ejercen y la desarrollas como un hábito. Hoy en día muchas personas sufren de stress, ansiedad, miedos, temores, fracasos, frustraciones y enfermedades.

Necesitamos convertir nuestra vida y nuestro yo en un remanso de paz, buscar nuestra paz interior y dominar nuestra mente para que podamos sentir que nuestra vida vale la pena.

La Meditación describe la práctica de un estado de atención concentrada, sobre un objeto externo, pensamiento, la propia consciencia, o el propio estado de concentración.

Entender la meditación como un estado del ser, un nivel de conciencia que se puede experimentar a diario, nos permite vivir de una manera positiva, sana y energizada.

La Meditación posibilita desarrollar el poder de la mente y dejar fluir energía positiva en el cuerpo físico, en el plano emocional y estimular el desarrollo espiritual del ser humano completamente.

Una Meditación diaria elimina miedos, temores, ansiedades, stress, entre otras. Permite un balance y alineación de los centros energéticos, potencia en gran medida la mente, generando un aumento de la creatividad, la intuición, la imaginación.

Al entrar en el estado Alpha y Theta, logramos una concentración pura, enfocada que permite potenciar nuestra mente y lograr una perfecta armonía con nuestro ser, nuestra mente e interconexión con nuestro propio yo.

Entre los múltiples beneficios que aporta una Meditación diaria podemos decir que esta nos permite ser más creativos, energéticos y productivos.

Para muchos la Meditación ha sido una forma única de encontrar la paz interior. Muchas religiones como el budismo, islamismo, cristianismo e hinduismo han convertido la practican de la meditación para alcanzar la iluminación espiritual.

La Meditación nos ayuda a eliminar stress, mejorar la concentración, las relaciones sociales, depresiones, estados de ansiedad, bloqueos mentales, adicciones.

También es muy positiva para lograr un equilibrio emocional y un control mental de nuestros sentimientos y emociones. Investigaciones clínicas demuestran que la Meditación diaria también es beneficiosa para casos de dolor de cabeza o migraña, síndromes premenstruales,

También problemas con el sistema circulatorio, insomnio, miedos, ataques de pánico, intestino irritable, stress, ansiedad, problemas de hipertensión y desajustes del ritmo cardiaco, entre otros.

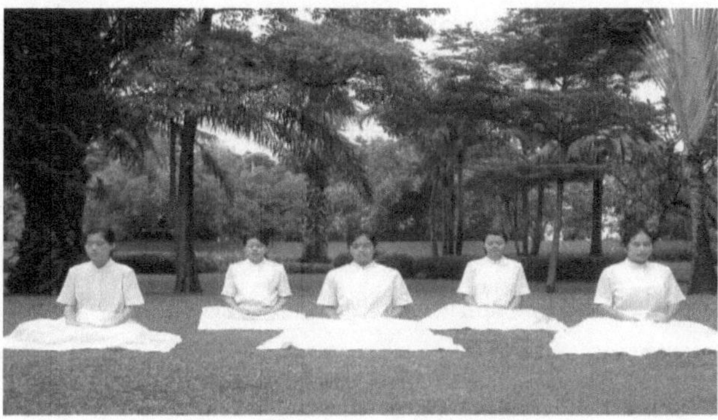

Una Meditación efectiva reduce la presión sanguínea, colesterol alto, adicciones, disminuye el envejecimiento, dando paso a una larga longevidad.

Un estado de salud mental y el bienestar, aumento de las capacidades intelectuales e inteligencia, aumento de la creatividad, la energía, la productividad, una mejor voluntad para realizar cualquier trabajo y sentirnos satisfechos con este.

Incremento en la capacidad para asimilar procesos de aprendizaje, aumento del nivel de la memoria, una mejor coordinación mente-cuerpo, eleva la autoestima. También la meditación diaria tiene grandes beneficios Sociales; entre ellos:

Si cada uno de nosotros en el mundo meditara diariamente se reduciría los niveles de violencia y delincuencia en el mundo, hubiera una mejor relación con la sociedad y las personas, y por tanto una mejor salud colectiva

Se reduciría el crimen, el abuso de las drogas y el alcohol, los accidentes, los conflictos sociales, habría menos personas con enfermedades mentales y por tanto habría un incremento positivo en todas las áreas de la sociedad.

Entre los beneficios espirituales de una meditación efectiva podríamos decir que tendríamos mayores posibilidades de conocernos a sí mismos, creando un vínculo más directo con nuestro ser interior y con nuestro Yo.

Tendríamos una mayor relación armónica con el Universo y la fuente de Divinidad, contaríamos con una mejor y más completa satisfacción Espiritual. Nuestro ser interior crece espiritualmente, y afloran sentimientos más nobles y altruistas, podríamos desarrollar estados de consciencia más profundos.

Existen muchos y diferentes tipos de meditación. Cada una de ellas nos posibilita conectarnos con la energía astral universal. Entre los diferentes tipos de meditación podemos acercarnos a la meditación taoísta, la Meditación Yoga o la Meditación Zen

La Meditación Taoísta nace en un sistema religioso y filosófico, creado en China. Tiene como esencia restaurar la energía del universo. Su estilo propiamente es el de estar quieto, sentado o acostado sin hacer nada; solo consigo mismo, de manera contemplativa; con el objetivo de desprenderse de todo ego.

Es una meditación que se recomienda hacer en la mañana, en la cual nos relajamos profundamente, tratando de alcanzar el vacío absoluto, hasta llegar al llamado "estado Alfa"

Esto se produce cuando nuestras ondas cerebrales van disminuyendo a una frecuencia de 8 y 12 ciclos por segundo. Es una meditación donde la persona logra eliminar todo estado de stress, por lo que, al finalizar la meditación, nos sentimos relajados, tranquilos, contentos, llenos de energía y amor.

La Meditación Yoga representa la unión del alma y el cuerpo físico y por tanto la unión del ser humano con la esencia divina. La meditación Yoga se basa en la relajación de cada Chakra del cuerpo. La persona debe pasar por una etapa de purificación, hasta lograr el dominio de sí mismo.

En esta meditación se estimulan glándulas que nos ayudan a liberar sentimientos y estados negativos hasta llegar alcanzar la unión con la esencia de la energía universal.

La Meditación Zen se originó en la India difundiéndose por otros países asiáticos como China y Japón.

Se distinguen dos tipos de meditación Zen; La rama Rizzai, en la cual se medita dando la espalda a una pared y la línea Soto, en la cual la meditación se realiza de frente a la pared.

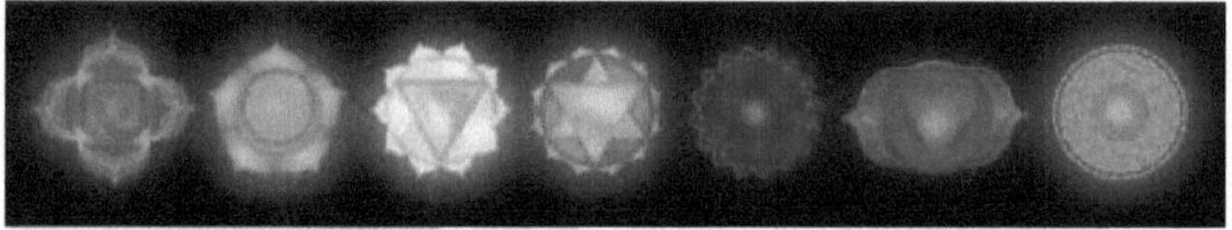

Capítulo 8. Tratamiento Karuna Reiki

La palabra **Karuna** es un vocablo sánscrito, utilizado en el Hinduismo, Budismo y Zen. Significa cualquier acción emprendida para disminuir el dolor o sufrimiento ajeno, y también como "acción compasiva".

El ejercicio de Karuna Reiki potencia una mayor apertura a energías relacionadas con nuestro sistema de creencias espirituales, maximiza nuestra capacidad para recibir guía y acercarnos a los maestros espirituales, en busca de la acción compasiva.

La sanación de la compasión ha resultado efectiva a través de Karuna Reiki en algunos casos como:

- Duelos de pérdida y abandono.

- Traumas originados en la edad temprana (infancia). Karuna elimina el dolor que se ha mantenido de la memoria celular.

- Traumas y conflictos causados por violencia física y abuso sexual.

La acción compasiva facilita liberar la energía del abuso o dolor, sin necesidad de repetir la sensación de trauma. Sin embargo, desde el momento en que el Poder Superior guía el proceso curativo, será este poder quien decida si es necesario volver a experimentar dolor para completar la curación y permita que suceda así cuando sea el momento apropiado para la persona.

Cuando esto sucede, lo sentirá sólo como un leve dolor que acude a la mente consciente, en la medida exacta para que la persona comprenda los sentimientos que están siendo saneados.

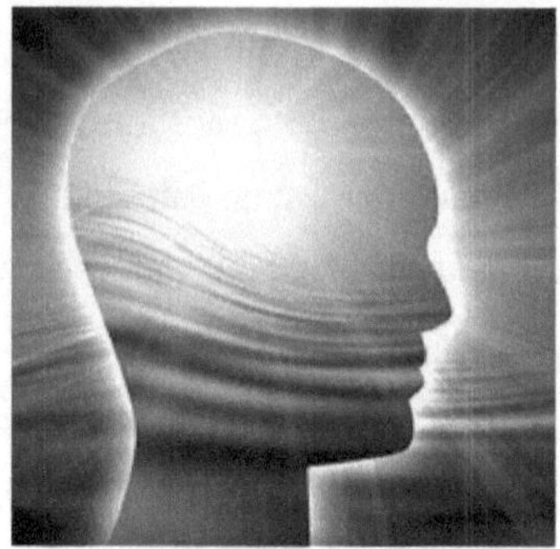

- Tumores, quistes y otros desequilibrios. Karuna Reiki activa la energía como una herramienta de "cirugía espiritual". La energía enfocada desde símbolos Karuna puede atravesar el área que contiene energías más densas, disipándola con un "rayo de luz curativo", similar a un láser susceptible de enfocarse hacia un área mínima facilitando la sanación.

- Sanación de drogas y adicciones. Karuna Reiki restablece el equilibrio necesario para la persona adicta a alcohol o a las drogas, relaciones, conductas destructivas, u otras actitudes negativas, pueda liberarse de las mismas.

- Sana el insomnio, logrando que la persona pueda tener un sueño relajante y reparador. Sana también pesadillas, miedos, pánico y fatiga crónica

Karuna Reiki nos sintoniza de manera infinita en nuestro proceso de crecimiento personal y espiritual. Muchos son los beneficios que nos deja este sistema de sanación, los cuales han sido por miles de años probados.

Si se deja guiar por la energía Karuna, podrá obtener resultados sorprendentes en todas las esferas de su vida. Entre ellas:

- Nos ayuda a generar mayor confianza en nosotros y en lograr nuestras metas y objetivos de vida.

- Permite que nuestra mente sane de viejos esquemas, logrando sanar viejas heridas.

Potencia la mente para obtener mejores resultados en nuestro aprendizaje, sanando y limpiando nuestra mente, lo cual permite que lleguen con mayor facilidad nuevas ideas y ponerlas en práctica.

- Mejora nuestra zona de la comunicación, ayudándonos a aclarar y organizar nuestra mente y expresar con fluidez y claridad nuestros pensamientos. También incrementa la creatividad y lucidez mental, inspirándonos a realizar nuevos proyectos y tener nuevas ideas.

- Nos crea una actitud de firmeza y determinación, impulsándonos a emprender cualquier acción y dar los pasos necesarios para lograr nuestras metas, a través de la constancia y el enfoque, lo que hace que podamos cumplir con las tareas que nos hemos propuesto.

-Actúa sobre el sistema nervioso, facilitando el desarrollo y generando mejores habilidades en aptitudes como las Manualidades, La Danza, Las Artes Plásticas, Artes Marciales, El Baile, Deportes, así como también que potenciemos habilidades para la música o instrumentos musicales.

- Nos ayuda a establecer prioridades, a centrar la atención en los asuntos inmediatos y dirigir hacia ellos la energía.

- Nos brinda un estado de armonía total, al crear un estado de paz, estableciendo mayor confianza en sí mismos y amor a la vida.

-Karuna Reiki es amor, fuerza, energía, bondad, fe. Si nos dejamos guiar por él nos facilitara nuestro camino de vida, permitiéndonos disfrutar de todo lo hermoso que tiene la vida para darnos y nuestro paso por este con mayor alegría, bienestar y seguridad en sí mismos.

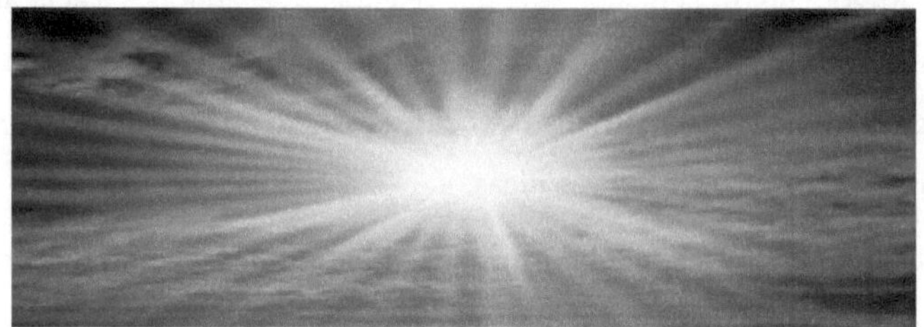

Capítulo 9. Reiki en Animales

Desde que nos iniciamos en el primer nivel de Reiki por un maestro de Reiki, estamos preparados para realizar y aplicar esta terapia en animales, recordando siempre que somos intermediarios o canales energéticos.

En el tratamiento a los animales, el sanador transfiere energía vital de su propio cuerpo a través de las manos sobre el animal ya sea con un toque terapéutico o a distancia.

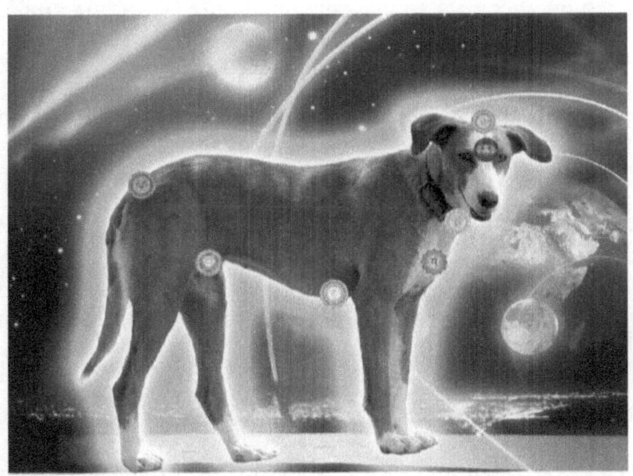

Los animales, al igual que los seres humanos, también pueden beneficiarse de las terapias alternativas, como el Reiki, la Homeopatía, Acupuntura, Flores de Bach, la Aromaterapia, entre otras, métodos alternativos que podemos utilizar para el tratamiento de muchas de las enfermedades que padecen nuestras mascotas, siempre y cuando éstas, por su gravedad, deben ser tratadas por la medicina tradicional.

En los animales son muchas las enfermedades a ser tratadas con este tipo de terapias. A veces como único tratamiento y a veces como complemento a la medicina convencional.

Estas medicinas contemplan la sanación con un enfoque holístico, es decir como un todo, teniendo en cuenta todos los síntomas tanto en el plano físico, como psíquicos, que presenta el ser o en este caso el animal.

Entre ellos es preciso tener en cuenta, el ambiente en que vive, como es tratado por el dueño, los cambios de estación. El tratamiento Reiki contribuirá al balance energético que necesita su mascota, mediante la energía vital que fluye de las manos del sanador.

El procedimiento para ejercer la terapia es el mismo que utilizamos con los seres humanos, es decir nuestros pacientes.

Las diferentes posiciones del tratamiento se realizan dependiendo del tamaño del animal, cuando son pequeños (como perros y gatos) cubriremos varios puntos de energía en una sola posición, por ejemplo, para un gato pequeño las cinco posiciones de la cabeza se reducen a una, y cuando son grandes podremos utilizar las posturas tal y como son.

Para un efectivo tratamiento Reiki en animales, es necesario contar con una habitación preparada para tal efecto; cómoda, limpia y armónica. Debemos usar una ropa adecuada.

Antes de iniciar el tratamiento debemos haber tenido una entrevista previa con el dueño de la mascota y saber las dolencias del animal, así como conversar con el dueño que es lo que vamos a hacer y los beneficios que le puede aportar el Reiki a su mascota.

Cuando hay suficiente cantidad de energía presente en el cuerpo de su mascota; este se siente relajado, sano y alegre. Cuando la energía vital disminuye el animal doméstico puede sentirse enfermo o estresado.

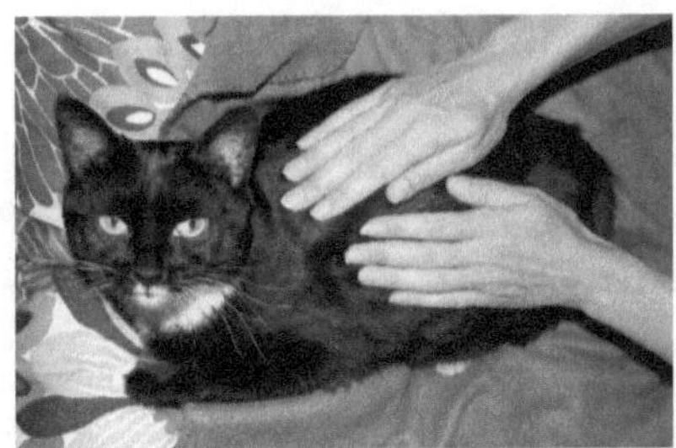

Reiki para mascotas es una gran alternativa a la medicina moderna, que es más o menos dependiente exclusivamente de medicamentos.

Entre los animales, los gatos, son naturalmente más receptivos a la energía vital en la vida cotidiana, así como en sesiones de Reiki. La terapia en perros, gatos y otros animales pequeños suelen tener de 20 a 30 minutos.

Algunas condiciones se tratarán en pocas visitas, mientras que otros pueden tomar mucho más tiempo. Frecuencia de las sesiones de sanación de Reiki depende de cada animal individual y se ser especialmente adaptado a las necesidades de su animal.

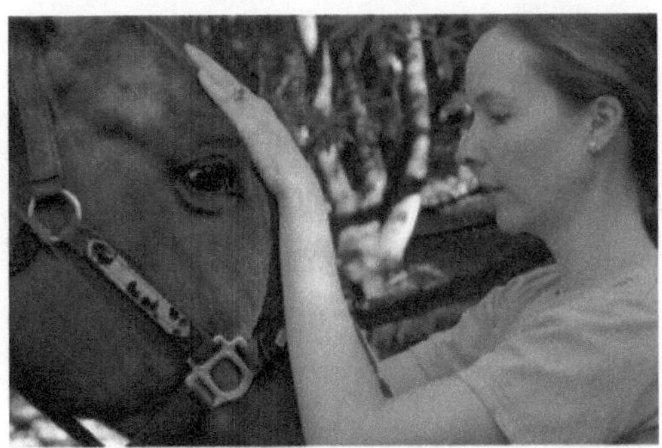

Beneficios del Reiki en animales:

1. Aumenta el bienestar general de su mascota. Como las personas, los animales sufren de estrés mental ocasional, disturbios emocionales, psicológicos y desequilibrios físicos.

2. El tratamiento Reiki en su mascota, aumentará el sistema inmune en enfermedades como el cáncer, fortaleciendo el sistema defensivo de su animal, lo cual ayudará a combatir esta enfermedad más eficazmente. Así como reducir el dolor causado por éste.

Tratamientos para afecciones cancerosas como quimioterapia pueden reducir un sistema inmune debilitado.

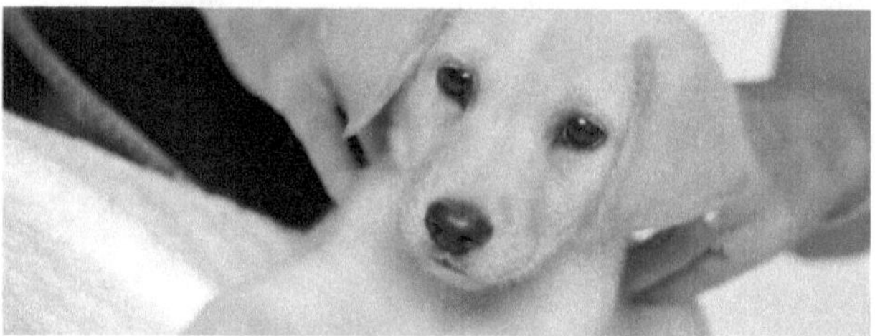

3. Es reconocido que la Terapia Holística es efectiva por su integridad, para tratar a las personas y animales, tanto desde en el orden físico como psicológico. Es sabido que cuando hay stress, este puede generar diferentes enfermedades. El Reiki tiene un efecto relajante sobre su mascota

4. Si su animalito ha estado enfermo o ha tenido una cirugía, el tratamiento de Reiki lo ayudará en este proceso de recuperación, aumentando el nivel de cicatrización y curación. Reiki para mascotas también es muy eficaz para minimizar los efectos secundarios provocados por analgésicos u otros medicamentos convencionales.

5. El Reiki mitiga y sana casos de animales domésticos que han sido sometidos a golpes o abusos. La sanación a través de esta Terapia restablece la confianza en estos animales que, a causa de los maltratos recibidos, manifiestan miedo.

6. Reiki para mascotas puede aumentar considerablemente el vínculo entre usted y su mascota. A los animales se les consideran sanadores naturales y muchas veces enfrentan problemas psicológicos de sus dueños en intentar curarlos.

Para obtener mejores resultados en sesiones de Reiki, o terapias conjuntas entre usted y su mascota, usted debe permanecer tranquilo y positivo durante el proceso.

Realizamos el ejercicio de alineación o sintonía, solicitar la protección a nuestros maestros y guías espirituales. Activa tus centros. El contacto con el animal debe ser cuidadoso si ves que está nervioso.

Alisar el aura del animal tres veces, comenzando por encima de la cabeza pasando por las patas. Alisas el aura del animal 3 veces, comenzando por encima de la cabeza pasando por los pies Mantener la posición de 3 a 5 minutos. Al finalizar el tratamiento agradeces el servicio y cierras tu canal.

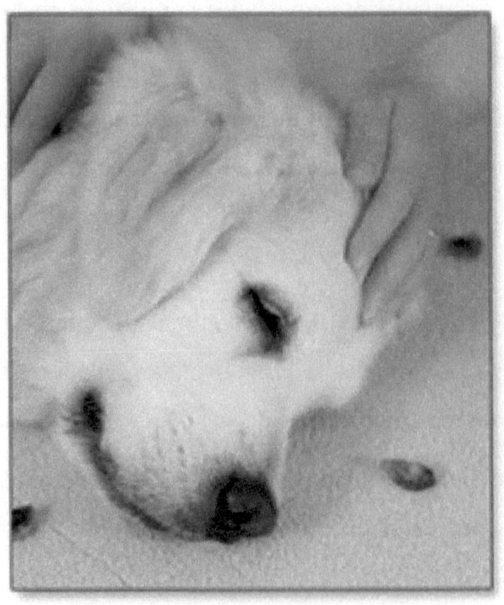

Tratamiento Reiki

El Autotratamiento debe hacerse una vez, que hayamos realizado nuestra iniciación, ya que aquí nos enseñan todo lo referente al tratamiento a nosotros mismos y a otras personas, así como nos muestran los símbolos y todo el conocimiento requerido. Igual, he querido dejarles algunas imágenes de los puntos que son tratados

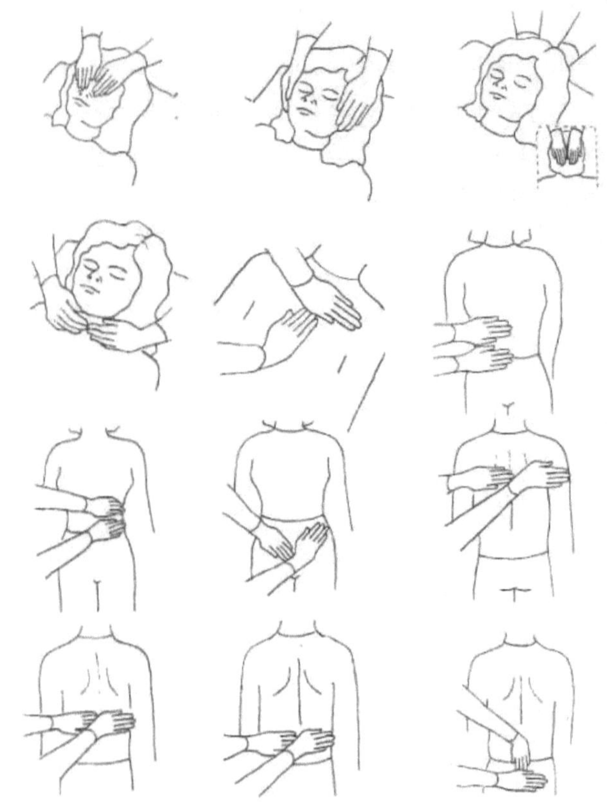

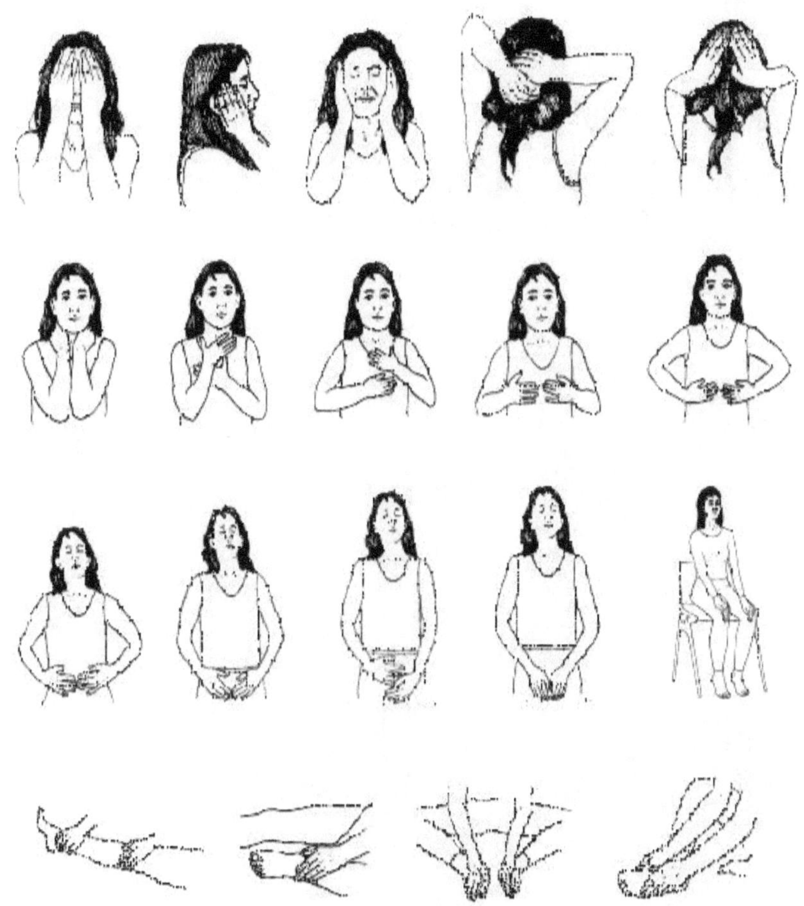

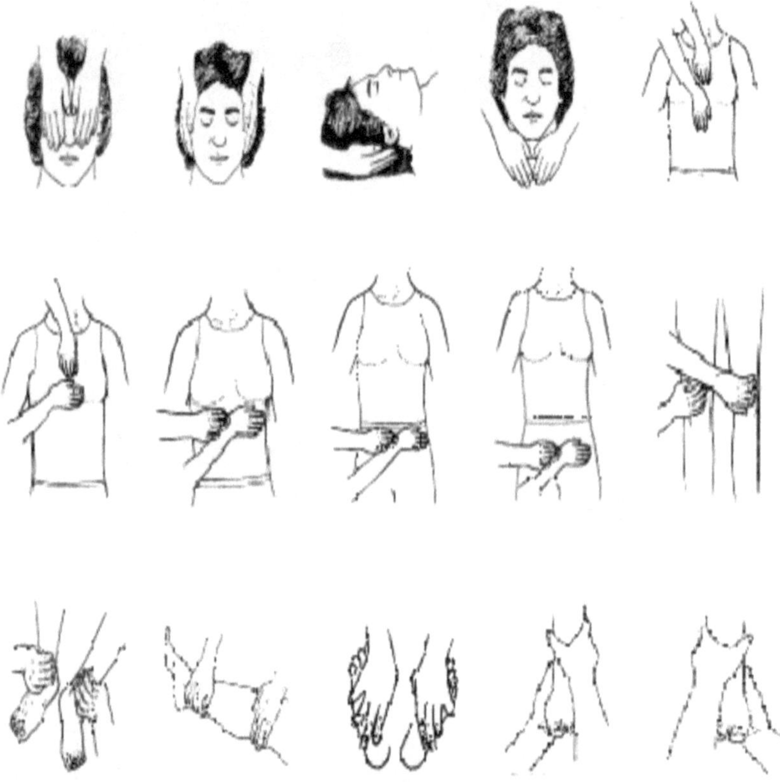

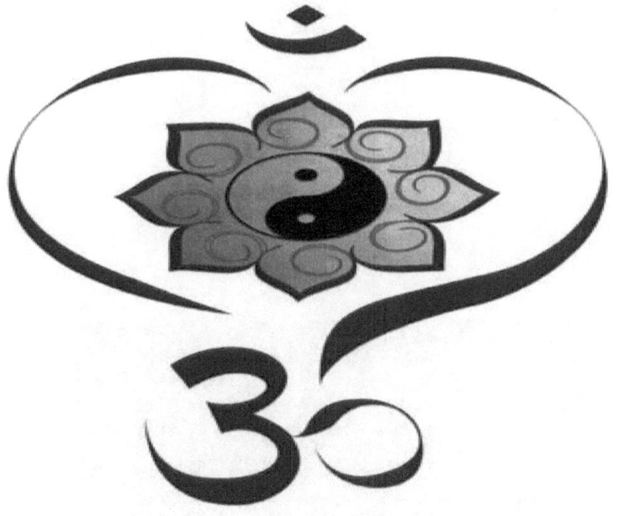

Unas Palabras Finales:

Con mucho agrado, espero les haya servido este libro y les ayude un poquito a sanarse a sí mismos…Con el conocimiento, todos podemos ser nuestros propios Terapeutas, si sabemos que debemos hacer y como proyectarnos en la vida.

Sean felices y que tengan muchas Bendiciones

Namaste

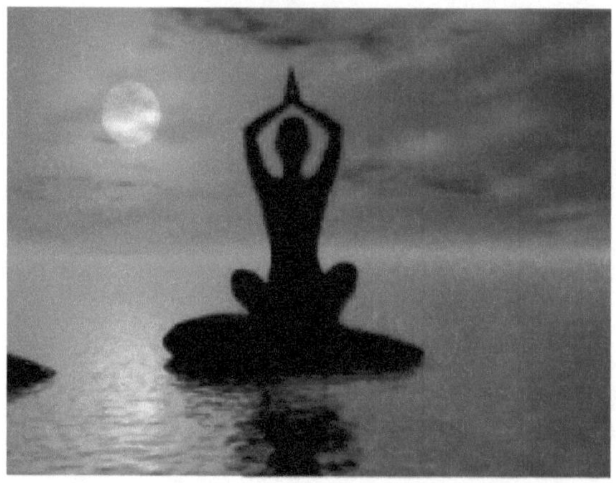